GUIDE PRATIQUE

AUX

EAUX THERMALES

DE SAINT-LAURENT-LES-BAINS

(ARDÈCHE).

IMPRIMERIE DE E.-J. BAILLY,
Place Sorbonne, 2.

GUIDE PRATIQUE

AUX

EAUX THERMALES

DE SAINT-LAURENT-LES-BAINS

(ARDÈCHE);

PAR

J.-C. BONNAURE DE LABLACHÈRE,

DOCTEUR EN MÉDECINE.

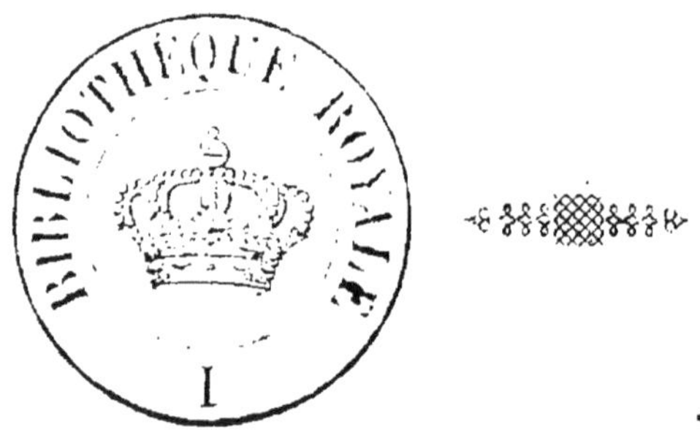

PARIS.

CHEZ J.-B. BAILLIÈRE,

LIBRAIRE DE L'ACADÉMIE ROYALE DE MÉDECINE,

Rue de l'École-de-Médecine, 17;

A LONDRES, CHEZ H. BAILLIÈRE, 219, REGENT-STREET.

1843

PRÉFACE.

En publiant cette courte notice sur les eaux thermales de Saint-Laurent, je n'ai pas eu l'intention de les donner comme la seule ressource dans les maladies où leur usage a produit d'heureux résultats; mon unique but a été de faire ressortir que beaucoup de malades peuvent trouver tout près de chez eux des établissements d'eaux minérales tout aussi efficaces que ceux qu'ils vont chercher bien loin, et avec beaucoup de frais.

D'après les nombreux rapports qui, depuis plusieurs années, arrivent à la Commission des eaux minérales, il est un fait constant que dans tous les pays où existent des eaux de cette nature, on y voit arriver les mêmes malades, et les guérisons sont partout les mêmes. La qualité des eaux, leur température, les produits divers qu'elles contiennent, bien que fort différents de l'un à l'autre, contrarient bien peu l'effet qu'on espérait en retirer. La seule différence qui semble exister tient à leur température, car les eaux minérales froides, prises en boisson seulement, procurent des guérisons là où les eaux thermales seraient inutiles, et même nuisibles. Ce fait pratique prouve que les malades trouvent toujours à leur porte le remède à leurs maux; mais il est de l'inconstance de l'homme et des malades, en particulier, de ne croire salutaire que ce qui est loin et prôné par des bouches inconnues.

L'administration de la guerre pourrait à peu de frais créer à Saint-Laurent un établissement militaire pour les malades que les hôpitaux de Lyon, Avignon, Montpellier, Toulon et Marseille envoient dans les Pyrénées (Hautes-), la distance serait moins considérable, les malades y seraient tout aussi bien, et les frais seraient infiniment moindres que partout ailleurs. Il n'y a pas de doute que les guérisons que le civil vient y chercher n'eussent pas lieu chez les militaires. Combien de jeunes soldats que les fatigues de la guerre ont épuisés, qui, renvoyés chez eux comme atteints de phthisie à la première période, trouveraient à Saint-Laurent une guérison assurée si l'Administration les y envoyait; au lieu que, relegués dans leurs familles, ils ne trouvent que de la misère, et se voient mourir lentement, faute de moyens pour se procurer ce qui pourrait les guérir.

En revoyant les observations que j'avais recueillies sur les eaux de Saint-Laurent, je me suis amusé à y ajouter quelques considérations générales et particulières sur leur usage et leurs propriétés; peu à peu, par l'entraînement du sujet, j'ai été poussé à lui donner tous les détails nécessaires pour être utiles aux personnes qui les fréquentent, et donner en même temps l'éveil sur leur puissance thérapeutique, qui jusqu'ici n'est connue que des malades qui s'y rendent; nul autre que Combalusier n'ayant eu l'idée de les faire connaître autrement que dans leurs consultations.

Tels sont les motifs qui m'ont fait donner suite à ce travail, où je n'avais d'abord cherché que du délassement. On y trouvera un aperçu général sur les eaux minérales et thermales, une appréciation des eaux de Saint-Laurent sur tout ce qui touche à la position, la température, l'action thérapeutique, l'usage interne ou externe ; des notions générales sur les maladies diverses dans lesquelles on doit y avoir recours, la manière d'en user dans ces divers cas, et des précautions à prendre pour rendre leurs effets plus certains.

J'insiste surtout sur les maladies de poitrine, parce que, dans ces cas, les eaux de Saint-Laurent produisent des résultats constants. J'engage ici tous mes confrères d'y envoyer les malades qui leur donneront quelques craintes, d'en noter les résultats, afin que, dans la suite, on puisse déterminer sûrement tout ce que ces eaux ont de particulier dans d'aussi graves maladies.

GUIDE PRATIQUE

AUX

EAUX THERMALES

DE SAINT-LAURENT-LES-BAINS

(ARDÈCHE).

On comprend sous le nom d'eaux minérales, toutes les sources dont la température est plus ou moins élevée, et qui tiennent en dissolution des sels et des gaz en plus ou moins grand nombre. Celles dont la température dépasse vingt degrés, s'appellent vulgairement eaux thermales (de θερμὸς, chaud) (1).

Toutes ont de plus que les sources ordinaires, sans parler des principes qu'elles tiennent en dissolution, des particularités notables, soit dans la couleur, la sa-

(1) En thérapeutique, on appelle *eaux minérales* toute source naturelle sortant du sein de la terre, chargée de quelques principes dont l'expérience a fait connaître les vertus médicinales.

veur et l'odeur. Deux circonstances, dans les eaux minérales, ont particulièrement frappé l'attention des médecins et des chimistes : la température et les différents composés qu'elles renferment. Tout le monde comprend facilement qu'un courant d'eau traversant les couches du globe, y prenne en passant les parties les plus solubles et les entraîne au dehors; tout le monde comprend aussi que des gaz se formant dans l'intérieur de la terre, peuvent surcharger l'eau qui les rencontre. Mais, quant à la température, on a dû rester plus longtemps pour en apprécier la véritable cause; on l'a tout d'abord attribuée à la chaleur des volcans très-nombreux dans les temps anciens; mais, aujourd'hui, il est reconnu que ce n'en est pas la principale cause. Des expériences ont démontré que la chaleur du globe augmente d'un degré tous les trente mètres de profondeur. D'après cela, il est aisé de concevoir que la profondeur seule du réservoir de la source en détermine la température.

En traversant les couches supérieures, cette eau peut perdre de sa chaleur ou en prendre, suivant qu'elle rencontre, soit un courant électrique ou un courant volcanique; mais, à part ces deux circonstances de surcroît de température, la perte doit être considérable, et le foyer, pour certaines sources, doit être bien profond et d'une température tellement élevée, qu'elle doit être à l'état de vapeur (1). D'autres attri-

(1) On rencontre quelques sources qui s'échappen en vapeurs par les fentes de rochers ou dans le fond des cavernes.

buent la thermalité à la combustion de la houille dans la profondeur de la terre ; mais cette cause, qui peut y contribuer pour quelques sources, n'est pas assez constante pour maintenir les sources thermales toujours à la même température depuis des temps immémoriaux. La chaleur thermale des eaux minérales ne présente aucune différence d'avec la chaleur des eaux ordinaires portées au même degré de température, et le refroidissement a lieu de la même manière, bien que l'impression de la chaleur dans l'économie présente quelques différences.

Un phénomène assez curieux se présente dans les sources d'eaux minérales. Un grand nombre coulent un certain temps, puis s'arrêtent et coulent de nouveau; quelques-unes coulent pendant un quart d'heure, demi-heure, un jour, et puis se tarissent et coulent encore, et cela un grand nombre de fois dans un jour. Il y en a qui se tarissent des années entières, et puis donnent de l'eau pendant tout aussi longtemps. Cette intermittence est due à la présence des gaz contenus dans le courant et qui refoulent ainsi les eaux, jusqu'à ce qu'ayant trouvé une issue, ils s'échappent et donnent un libre cours à l'eau qui les suit, ou bien s'échappent avec elle et produisent à eux seuls les sources qui, sans cette puissance, resteraient dans l'intérieur du globe. Les accidents de terrain peuvent aussi être quelquefois la cause de cette intermittence.

Presque tous les corps de la nature et ses composés peuvent se trouver en dissolution ou bien en suspension dans les sources d'eaux minérales; c'est à ces différents composés qu'est due leur action thérapeutique. Ces détails intéressent les chimistes et les géologues. Ici nous ne nous occuperons seulement que de la composition des eaux de Saint-Laurent, parce que ce n'est que de leurs propriétés et des ressources qu'elles offrent dans le traitement de quelques maladies que nous avons consacré ces quelques pages.

Il est bon cependant de dire en passant que les eaux minérales forment plusieurs grandes divisions, qui se subdivisent ensuite en eaux froides et eaux thermales. Ces classes sont ainsi dénommées : 1° eaux minérales sulfureuses ; 2° eaux minérales alcalines ; 3° eaux acidulées gazeuses ; 4° eaux ferrugineuses martiales ; 5° eaux salines thermales purgatives (1).

1re Classe.—*Eaux minérales sulfureuses.*

Barèges (*Hautes-Pyrénées*)........	42° cent.
Bonnes (*Basses-Pyrénées*).........	33°
Saint-Sauveur (*Hautes-Pyrénées*)..	35°
Eaux-Chaudes (*Basses-Pyrénées*)....	35°
Cauterets (*Hautes-Pyrénées*).......	48°
Bagnères-de-Luchon (*Haute-Garonne*)	56°

(1) Ces dénominations sont basées sur leur importance dans les maladies et sur leur manière d'agir dans l'économie ; mais parmi le grand nombre de ces sources, il en est quelques-unes qui ne sont remarquables que par leur élévation de température : telles sont les sources du Cap, 82° ; celle de Tenchères, près de Carracas, 90° ; les bains d'Aréno, de Vic-en-Carladis, qui approchent de l'eau bouillante, et les sources intermittentes des Geyser, qui varient de 80 à 100°.

Escaldas (*Pyrénées-Orientales*)... 17 à 56°
Molitg (*Pyrénées-Orientales*)........ 42°
Vernet (*Pyrénées Orientales*)......... 47°
Vinça (*Pyrénées-Orientales*)......... 23°
Thuez (*Pyrénées-Orientales*)......... 45°
Bains-près-Arles (*Pyrénées-Orientales*). 43°
Lapreste (*Pyrénées-Orientales*)....... 44°
Ax (*Arriège*).................. 75 45°
Gréoulx (*Basses-Alpes*)............. 38°
Dignes (*Basses-Alpes*).............. 42°
Bagnols (*Lozère*).................. 45°
Cambo (*Basses-Pyrénées*)........... 23°
Castera-Verduran (*Gers*)............. 25°
Saint-Antoine-de-Guagna (*Corse*)...... 52°
Pietra-Pola (*Corse*)................ 55°
Aix-la-Chapelle (*Provinces rhénanes*)... 57°
Baden (*Autriche*).................. 35°
Aix (*Savoie*)..................... 45°
Saint-Honoré (*Nièvre*).............. 33°
Schinznach (*Suisse*)................ 31°
Enghien (*Seine-et-Oise*)............. 14°
Uriage (*Isère*)..................... 15°
La Roche-Poray (*Vienne*)........... 15°
Gamarde (*Landes*)................. 17°

2e Classe.—*Eaux minérales alcalines.*

Vichy (*Allier*)................... 39°
Vals (*Ardèche*)................. froides.
Châteauneuf (*Puy-de-Dôme*).... 12 à 37°

Saint-Nectaire (*Puy-de-Dôme*)....... 38°
Ems (*Nassau*).................... 55°
La Bourboule (*Puy-de-Dôme*)........ 52°
Saint-Alban (*Loire*)................ 18°
Carlsbad (*Bohême*)................ 51 à 73°
Bourbon-l'Archambault (*Allier*)...... 60°
Saint-Laurent-les-Bains (*Ardèche*)..... 53°
La Malou (*Hérault*)............... 35°
Mont-d'Or (*Puy-de-Dôme*).......... 45°
Néris (*Allier*).................... 51°
Tœplitz (*Bohême*)................. 65°
Avène (*Hérault*).................. 28°
Plombières (*Vosges*)............... 15 à 63°
Camares (*Aveyron*)................ 12°
Sultzbach (*Haut-Rhin*)............. 10°
Bussang (*Vosges*)..................
Marienbad (*Bohême*)...............

3e Classe.—*Eaux acidulées gazeuses.*

Seltz (*Nassau*)...................
Sainte-Marie (*Cantal*).............. froides.
Châteldon (*Puy-de-Dôme*).......... froides.
Vic-sur-Cère (*Cantal*)............... 12°
Pougues (*Nièvre*)................. 13°

4e Classe.—*Eaux ferrugineuses martiales.*

Spa (*Bohême*).................... 10°
Rennes (*Aude*)................... 4 à 5°

Pyrmont (*Westphalie*).............. 14°
Forges (*Seine-Inférieure*)........... froides.
Sylvanès (*Aveyron*).................. 38°
Selles (*Ardèche*)..................... 25°
Contrexeville (*Vosges*).............. 10°
Passy (*Seine*)........................ froides.
Cransac (*Aveyron*).................... froides.

5e Classe.—*Eaux salines thermales purgatives.*

Balaruc (*Hérault*).................... 50°
Bourbonne-les-Bains (*Haute-Marne*).. 58°
Luxeuil (*Haute-Saône*).............. 17 à 46°
Saint-Gervais (*Savoie*).............. 41°
Wisbad (*Nassau*)..................... 68°
Niederbroon (*Bas-Rhin*).............. 17°
Bagnères-de-Bigorre (*Hautes-Pyrénées*). 18 à 51°
Evaux (*Creuse*)....................... 58°
Bade (*Suisse*)........................ 52°
Bade (*Grand-duché de Bade*)........ 45°
Bourbon-Lancy (*Saône-et-Loire*).... 47 à 60°
Saint-Amand (*Nord*).................. 28°
Chaudes-Aigues (*Cantal*)............ 80°
Aix (*Bouches-du-Rhône*)............ 36°
Bains (*Vosges*)...................... 33 à 51°
Ussat (*Arriège*)...................... 38°
Châtel-Guyon (*Puy-de-Dôme*)....... 35°
Audinac (*Arriège*)................... 22°
Bagnoles (*Orne*)..................... 27°
Sedlitz (*Bohême*).................... 15°

Seidschutz (*Bohême*)................ froides.
Pulna (*Bohême*).................. froides.

La diversité des principes que contiennent les eaux minérales, les rendent utiles dans un grand nombre de maladies différentes; mais leur action est toujours excitante, ou tonique, ou mixte; et suivant que la maladie réclame une de ces trois médications, elle en éprouve une amélioration, quelle que soit d'ailleurs sa nature. L'action des eaux minérales est nuisible dans toutes les maladies aiguës; elles ne peuvent être utiles que dans les maladies chroniques qui ne sont point sous la dépendance d'un état inflammatoire. La température de ces eaux est pour beaucoup dans leur manière d'agir. Il est telles sources qui sont purgatives quand elles sont chaudes, et ne le sont plus une fois refroidies. Cette action est nulle parfois, bien qu'on les chauffe ensuite par la chaleur ordinaire; au lieu que si on les échauffe en les plongeant dans une source d'eau thermale d'une nature différente, leur action purgative reparaît, ce qui ferait croire que la nature de la chaleur de ces sources est différente de celle que nous créons par tout autre moyen. Aussi, bien que le thermomètre marque le même degré de chaleur dans les eaux thermales que dans les eaux chauffées, il est de fait constant que l'impression de la chaleur de l'eau thermale, dans l'estomac, ne produit pas cette sensation de chaud que l'on ressent en buvant de l'eau trop chaude. L'action des eaux minérales produit souvent des inflammations diverses de la peau, telles qu'éruptions franches, démangeaisons, dartres farineuses, maladies qui se déclarent quelquefois des mois après; ce qui prouve que leur influence sur l'économie persiste longtemps après qu'on les a abandonnées. Ces sortes d'éruptions sont très-utiles pour la disparition de la maladie que l'on voulait combattre.

Les effets thérapeutiques des eaux minérales sont bien plus sensibles dans les chaleurs de l'été que dans toute autre saison de l'année; aussi, la saison des eaux commence, suivant le pays, du mois de juin au mois d'octobre. La chaleur et l'électricité contribuent beaucoup dans l'énergie des eaux minérales, et les malades s'en trouvent bien mieux quand la température n'est pas trop élevée ni trop basse, que le temps est calme, serein, exempt de pluies et d'orages. Tels malades retireraient un grand bien de leurs usages, au lieu qu'ils n'en éprouvent qu'une exaspération dans la maladie, parce qu'ils rencontrent une saison défavorable. Outre le bienfait des eaux en elles-mêmes, le séjour d'un pays agréable ou pittoresque, les réunions de personnes diverses, les distractions, le repos, l'oubli des affaires et des occupations, le genre de vie tout nouveau, contribuent pour beaucoup dans l'amélioration de la maladie, et une infinité de personnes ne doivent leur bien-être et même leur guérison qu'à ces seules causes. Cependant, il est peu sage que les personnes qui se rendent aux établissements thermaux en compagnie de personnes malades ou pour leur seule distraction, fassent usage de ces eaux; très-souvent il pourrait leur en mésarriver, et contracter des maladies graves ou des infirmités pour longtemps ; car il faut bien se mettre en principe qu'il ne faut prendre aucun remède quand on n'est pas malade : on y est toujours à temps quand cet accident arrive; d'ailleurs il n'est pas de remèdes qui conservent la santé : ce qui peut la maintenir, consiste uniquement dans les règles de l'hygiène et dans l'usage modéré de toutes les commodités de la vie.

L'Ardèche n'a rien à envier aux autres départements pour le nombre et les variétés des eaux minérales et thermales, outre un grand nombre de sources d'une certaine efficacité et fréquentées seulement par des gens du lieu, telles que celles de Neyrac, où existe des vestiges d'établissements romains, de Jaujac, de Thucyts, d'Antraigues, de Largentières et de Roches. Le département possède les eaux de Vals, dont la réputation est établie depuis longtemps; les eaux de Selles, dont les propriétés thérapeutiques se manifestent chaque jour depuis que le docteur Barriet a créé son établissement qui est appelé à rendre de grands services. Les eaux de Selles sont uniquement ferrugineuses et conviennent dans toutes les maladies par atonie, mais principalement dans la chlorose, l'aménorrhée, la dyspepsie et les écoulements leucorrhoïques.

Vals possède une série de sources froides, dans un petit rayon de moins de mille mètres, qui ont chacune une propriété particulière. Une source peu abondante, mais dont le creux se remplit à mesure qu'on le vide, ressemble parfaitement aux eaux de Seltz ; agréable à boire, elle pétille dans le verre par la grande quantité de gaz acide carbonique qui s'en dégage. D'autres sont salines purgatives, et, associées avec la précédente, forment un mélange qui remplace les eaux de Sedlitz. Il y en a d'autres qui sont un peu ferrugineuses, et une surtout qui est un purgatif drastique. Elle est peu fréquentée ; les incurables et les impatients en boivent quelquefois, mais le plus souvent ils ont à s'en repentir ; cependant il s'est opéré des cures vraiment désespérées. Ces eaux, employées à propos, produisent des résultats vraiment surprenants dans les maladies du foie et de la rate, les organes digestifs et les organes génito-urinaires.

Viennent enfin les sources de Saint-Laurent-les-Bains, situées à l'extrémité ouest des montagnes du Tanargues, dans le village de Saint-Laurent qui a près de 882 mètres au-dessus du niveau de la mer au pied de la montagne des l'Ouspradeaux, dont le sommet a près de 1300 à 1400 mètres d'élévation et formé en partie de calcaire marin, de granit et des dépôts volcaniques. C'est un tout petit village pittoresque, au milieu des montagnes cultivées à leur pied seulement ; une route départementale de nouvelle formation le traverse et aboutit d'une part à la route de Langogne et de l'autre à la route d'Aubenas à Saint-Ambroix.

Trois établissements parfaitement bien tenus procurent aux baigneurs toutes les commodités que l'on peut désirer. Les habitants aux allures grossières, mais bon cœur au fond, rivalisent entre eux pour rendre le séjour de leurs hôtes des plus agréables.

La saison commence le 15 juin et finit le 15 septembre.

Les eaux de Saint-Laurent sont du nombre des eaux minérales dont les chismistes et les géologues se soient peu occupés. Il est vrai que toutes ces susceptibilités de la science, qui ont bien leur bon côté, ne sont pas de nature à préciser leur action thérapeutique. L'expérience plus que tout nous indique les cas dans lesquels elles sont d'un heureux emploi. Les uns les classent parmi les eaux minérales alcalines, et les autres parmi les eaux salines. Cependant, d'après leurs expériences, la différence de la qualité des sels qu'elles contiennent n'est pas suffisante pour les classer différemment. Si on ne veut faire attention qu'à leur usage thérapeutique, elles doivent prendre rang parmi les eaux toniques ferrugineuses.

La seule analyse qui existe est celle que fit dans ces derniers temps le professeur Béraud, de l'école de Montpellier, et qui a trouvé par litre :

0,505 carbonate de soude,
0,085 chlorure de sodium,
0,040 sulfate de soude,
0,052 silice et alumine.

———
682

Le restant est de l'eau. Un chimiste anglais prétend y avoir trouvé une petite quantité de sel. Le docteur Combalusier, qui a présenté un manuscrit très-bien fait sur les eaux de Saint-Laurent, à l'assemblée publique de la Société royale des sciences, tenue à Montpellier le 25 avril 1747, en a aussi fait une analyse qui se ressent du peu de progrès de la chimie à cette époque. D'après cet auteur, les eaux de Saint-Laurent contiennent des sels alcalins fixes, de la terre calcaire, de l'huile minérale subtile, un sel alcalin fixe mêlé à quelques sels moyens : les idées thérapeutiques qu'il professe se ressentent aussi de l'humorisme si en vogue alors. Il considère les eaux comme un savon doux et léger qui pénètre dans les vaisseaux les plus reculés, les rend souples, divise et donne de la fluidité aux humeurs arrêtées et épaissies. Ce manuscrit est riche de faits pratiques et d'observations; il signale les eaux de Saint-Laurent comme d'un grand secours dans les obstructions du bas-ventre et des reins, dans le dégoût, la colique d'estomac, les vomissements, les maladies de la peau, contre le rhumatisme, la sciatique, les douleurs articulaires, les ankyloses, et dans certaines paralysies. Leur réputation est établie, dit-il, dans les maladies de poitrine, telles qu'asthmes, enrouement, rhumes simulant la phthisie. A ce sujet il cite l'histoire d'un médecin des environs qui se guérit d'une hémoptysie qui avait résisté à tous les autres remèdes. Il fait cependant remarquer que, dans ces cas, il faut bien se garder d'en user, si la maladie n'est pas due à quelques obstructions des vaisseaux pulmonaires; car, dans les lésions organiques graves, son action devient toujours très-funeste et d'une manière très-rapide.

Les eaux de Saint-Laurent sont claires, insipides, inodores, ne déposant pas de sédiments : leur température est de 53° centigrades. Invariables, malgré les différences dans la température atmosphérique, elles tiennent lieu de savon et blanchissent parfaitement le linge; une fois refroidies, elles servent à tous les usages, sont même très-agréables à boire, et laissent après elles un bien-être dans l'estomac tout autre que celui de l'eau d'une source ordinaire.

L'œil de la source est caché et se trouve sous la route; elle sort en bouillonnant sous une voûte en maçonnerie, puis elle passe dans une cuve en bois percée de cinq ouvertures qui divisent la source en cinq branches : une, appartenant à la commune, coule continuellement; elle est sur une petite place; tout le monde s'en sert pour laver le linge et la vaisselle; deux se rendent dans l'établissement de M. Baldin Lassagne, et les deux autres dans les deux établissements tenus par M. Mérand. Les eaux de Saint-Laurent sont très-abondantes et donnent suffisamment pour alimenter les piscines, les bains particuliers, les douches et les étuves, bien qu'il n'y ait pas de réservoir commun. Le canal de conduite qui traverse tous les appartements et cabinets à l'aménagement des eaux remplit dans une heure, et dans chaque établissement, deux bassins où dix à douze personnes peuvent se baigner à leur aise; il fournit ensuite assez d'eau pour les besoins des étuves, des douches et des bains particuliers.

L'aménagement des eaux de Saint-Laurent est très-irrégulier; cependant toutes les indications peuvent être facilement remplies, et avec moins d'aisance peut-être qu'ailleurs, les malades guérissent tout aussi bien et même mieux. On pourrait à peu de frais construire un réservoir commun pour contenir la quantité d'eau fournie dans les vingt-quatre heures ; de ce réservoir l'eau passerait dans les piscines, à côté desquelles se trouveraient les bains particuliers. Tout autour du bassin existerait de petites loges grillées, où chacun pourrait, sans être vu, s'habiller, se déshabiller à son aise. Ce serait d'autant plus commode, qu'outre que la décence y gagnerait, les baigneurs prendraient à leur aise toutes les précautions nécessaires pour se prémunir contre la température extérieure en se rendant dans leurs appartements respectifs. Les étuves et les douches communiqueraient avec le même bassin, de telle manière que les baigneurs pourraient, sans se trop déranger, aller, quand bon leur semblerait, aux douches, aux étuves, et revenir de l'une à l'autre bien aisément.

Elles ne sont pas purgatives, elles constipent au contraire ; elles excitent les urines et la sécrétion de la peau.

Les eaux de Saint-Laurent sont essentiellement toniques, et, par suite, excitantes et astringentes. Lorsque l'usage est poussé trop loin, qu'un individu bien portant prend les eaux de Saint-Laurent en boisson trois ou quatre verres le matin, il n'éprouvera, le plus souvent, rien du tout; mais s'il le pousse plus loin, ou même à cette dose pendant quelques jours, il ne tardera pas à éprouver une chaleur générale ; la tête sera lourde ; la circulation sera plus rapide ; le pouls plein et résistant ; puis, succédera un état d'excitation passagère qui donnera lieu à un abattement plus ou moins prononcé, et tout disparaîtra ; l'appétit augmentera d'abord et diminuera ensuite. Si on continue plus longtemps, l'individu présentera tous les signes de la pléthore sanguine. Cet effet sera bien plus prononcé, si on prend les bains ou les étuves à une température même moyenne. Dans ces cas, la congestion se portera particulièrement sur le cerveau et pourra donner lieu à l'apoplexie, pour peu que le sujet y soit prédisposé; d'où il suit que les personnes trop pléthoriques, sujettes aux congestions cérébrales ou aux maladies organiques du cœur, ne doivent nullement faire usage de ces eaux pour guérir ces infirmités, et surtout prendre beaucoup de précautions si on les conseille pour toute autre maladie qu'elles pourraient avoir encore. Une personne bien portante qui prendra les douches sur les membres, sur le dos, se sentira, à la pression et après le repos, plus souple et plus leste; les forces auront doublé; mais s'il les continue, bientôt surviendra de l'abattement et de la faiblesse dans les articulations, et puis tout disparaîtra; seulement que, pendant quelques jours, elle sera très-sensible au froid et à l'humidité.

Ainsi, dans toutes les maladies qui réclament leur emploi, les eaux de Saint-Laurent ne produisent d'heureux résultats, qu'autant qu'elles activent l'obstruction, tonifient les parties; et, par cela, font disparaître tout engorgement chronique interne ou externe, et ramènent les organes dans leur activité normale, autant qu'il peut se faire, vu la plus ou moins grande altération qui pourrait exister.

Outre cette action tonique due aux eaux de Saint-Laurent comme eaux minérales, il y a encore une autre action due à sa température, action qui modifie beaucoup la première, qui l'augmente, la modère suivant les maladies et suivant la manière de les combiner toutes les deux, d'où il résulte que, suivant les cas, les étuves, les bains à différentes températures, les eaux en boisson sont en particulier ou simultanément nécessaires dans plusieurs maladies. Ainsi, tel malade n'aura besoin que des douches, tel autre, des étuves, tel autre, des bains ou des boissons, tel autre aura besoin des étuves, des bains, des boissons et des douches. Beaucoup de baigneurs après la neuvaine expirée, qu'ils aient obtenu ou non du soulagement dans leur maladie, quittent et prennent des bains et rentrent chez eux ; souvent, il est vrai, il suffit de quelques bains pour obtenir une guérison radicale ; mais le plus grand nombre de fois, il faudrait prolonger plus longtemps l'action des eaux pour arriver à une amélioration durable. Beaucoup s'en vont comme ils étaient venus, et cela parce qu'ils ont cru que passé neuf jours, s'il n'y avait pas guérison, c'était fini, tout était perdu. J'ai envoyé à Saint-Laurent plusieurs malades, qui n'ont recouvré la santé que par l'usage prolongé des eaux. Ils y sont restés de quinze à vingt-cinq jours, et ils y ont ensuite retourné vers la fin pour y passer encore une seconde quinzaine. S'il faut de la persévérance dans presque toutes les actions de la vie, c'est surtout dans le traitement des maladies qu'il ne faut jamais se décourager; ce n'est qu'à ce prix que l'on obtient toujours une guérison qui est due plutôt à l'action continue du remède qu'à son influence directe sur l'économie.

A Saint-Laurent, comme dans tous les établissements de ce genre, se trouvent des piscines ou bains publics, des bains particuliers, des bains de vapeur ou étuves, et les douches. Nous entrerons dans quelques détails sur le mode d'action de ces différentes manières d'employer les eaux, nous ne ferons ici que répéter ce qui se trouve partout : cependant nous devons le faire pour épargner au lecteur ses recherches dans d'autres ouvrages qui traitent spécialement de ces matières.

Bains.

Le bain est l'immersion du corps ou d'une partie du corps dans l'eau à différentes températures et même à l'état de vapeur. Le liquide dans lequel on se plonge peut varier, tant par sa nature que par les principes qu'il contient; de là les bains médicamenteux, les bains d'eaux minérales et les bains de mer : on prend encore des bains de sable, des bains de marc de raisin, des bains de chaleur et des bains d'air.

Les bains peuvent se prendre à différents degrés de

température, depuis 10 degrés Réaumur à 35. Les bains à 10 degrés sont très-froids, de 10 à 15 ils sont encore froids, et de 15 à 20 ils sont frais seulement; de 20 à 25 ils sont tempérés, de 25 à 30 chauds, et de 30 à 35 très-chauds. Nous n'avons à nous occuper ici que de ces trois dernières sortes de bains, depuis le bain tempéré jusques au bain très-chaud.

Bain tempéré de 20 à 25 degrés Réaumur.

Le bain tempéré est celui dans lequel on n'éprouve ni la sensation du froid ni celle du chaud. Cependant son influence sur l'économie est plus puissante qu'on ne pourrait le croire tout d'abord. Le bain tempéré de Saint-Laurent est légèrement tonique et excitant; si l'on veut expliquer ces effets par l'action des principes médicamenteux qu'il contient, il sera bien difficile de s'en rendre raison, car en prenant chaque principe à part et exprimant sa puissance thérapeutique comme un ou comme deux en les réunissant, on aurait une somme qui ne serait certainement pas celle qu'on obtient tous les jours et quelquefois tout à fait contraire. Dans les eaux thermales il y a plus, en effet, que certains principes d'une application journalière en médecine, il y a eu quelque chose dû au fait même de l'action simultanée de tout ce qu'elles contiennent et qui se dérobe à nos recherches: ce quelque chose entre pour beaucoup dans leur action thérapeutique. A part son action légèrement tonique et excitante, le bain tempéré de Saint-Laurent nettoie la surface du corps de tout ce qui entrave les fonctions de la peau, et cela bien plus sûrement que le bain tempéré ordinaire; sa propriété dissolvante est plus active par la présence des principes chimiques qu'elle contient, notamment par le chlore, la soude et l'alumine. Ce genre de bain convient à toutes les personnes qui vont aux eaux de Saint-Laurent et notamment aux personnes irritables et aux tempéraments robustes qui n'ont besoin d'être ni fortifiés ni affaiblis. Tous les malades qui vont à Saint-Laurent doivent, les premiers jours, se tenir aux bains tempérés et n'avoir recours aux autres que quand ils reconnaîtront que la guérison se fait trop attendre.

Bain chaud de 25 *à* 30 *degrés Réaumur.*

Le bain chaud a pour action immédiate une sensation de chaleur qui pénètre dans toutes les parties intérieures; il augmente le volume du corps, dilate tous les fluides, ramollit les tissus et modère la fréquence du pouls, les mouvements respiratoires, active les sécrétions et l'absorption et produit tout d'abord un état de relâchement et de faiblesse qui reste peu de temps après qu'on en est sorti et qui est remplacé par un sentiment de bien-être et de force qu'on n'avait pas auparavant, ce qui est l'effet propre du bain. Dans le bain chaud, l'absorption de l'eau est assez considérable; on porte à plus de trois livres par heure la quantité d'eau que peut absorber un adulte. Ce genre de bain convient à tous les malades, excepté cependant à ceux qui, par des dispositions particulières, le trouveraient trop chaud, car on trouve des personnes qui éprouveront la sensation du froid dans le bain chaud, comme d'autres qui trouveront le bain chaud d'une chaleur incommode au point de ne pouvoir l'endurer.

Bain très-chaud au-dessus de 30 degrés Réaumur.

L'action du bain à cette température est très-énergique et produit dans toute l'économie des phénomènes très-évidents. Qu'une personne bien portante prenne un bain d'eau thermale de Saint-Laurent à une telle température, elle éprouvera, en entrant dans la salle de bain, une chaleur dans tout le corps, la vapeur d'eau viendra se refroidir sur sa figure qui sera mouillée à l'instant; en entrant dans le bain l'impression de la chaleur sera telle que l'on croira se brûler, puis un frisson général suivra tout le corps; peu après dans toute la surface du corps des picotements se feront sentir, la chaleur intérieure deviendra plus sensible, la peau sera chaude uniformément, elle deviendra rouge; la respiration sera fréquente, les pulsations du pouls plus nombreuses, la tête lourde, pesante, la figure deviendra rouge et se couvrira de sueurs, il y aura tendance au sommeil accompagné de vertiges. La transpiration sera telle qu'au bout de quelques minutes le poids du corps diminuera souvent de près d'une livre.

Au sortir du bain on se sent plus leste, toute la surface de la peau est rouge, les mains, les pieds sont gonflés, la tête devient moins lourde, le pouls conserve encore sa fréquence, la transpiration continue assez longtemps, toute la journée on éprouve un état de lassitude qui, une fois passée, vous laisse ensuite plus de force et d'activité qu'auparavant.

Ces sortes de bains sont d'abord excitants, et, prolongés, finissent par être débilitants par suite des pertes occasionnées par la transpiration et par l'activité extraordinaire des mouvements organiques. Son action stimulante peut donner lieu à des accidents très-graves, tels que phlegmasies, congestions cérébrales et pulmonaires. (Il n'est pas sans exemple de voir à la suite de ces bains des malades se trouver pris d'apoplexie et succomber même rapidement.)

Si tous les malades peuvent sans crainte prendre des bains tempérés et des bains chauds, il n'en est pas de même des bains très-chauds, qui ne doivent être mis en usage que dans les maladies rebelles, telles que rhumatismes, maladies chroniques de la peau, les suites de fractures, les ankyloses, les paralysies, suite de lésions traumatiques.

Il ne faut jamais prolonger le bain au-delà de cet instant où l'on s'aperçoit que la tête est lourde, pesante, qu'il y a des vertiges et de la tendance au sommeil, car on s'exposerait peut-être à voir survenir des accidents mortels.

Il est quelques précautions à prendre avant de se mettre dans le bain; il en est d'autres aussi qu'il ne faut pas négliger une fois qu'on l'a pris. On peut, avant d'entrer dans le bain, faire un peu d'exercice, mais ne pas se fatiguer jusqu'à la sueur; il ne faut pas se mettre à l'eau tout de suite après le repas, il faut attendre au moins quatre ou cinq heures, donner le temps que le travail de la digestion soit accompli. Il est certaines personnes qui ne sont bien dans le bain que lorsqu'elles ont pris quelques aliments; dans ce cas l'habitude du malade sera sa règle. Avec le bain très-chaud une précaution qu'on ne prend pas assez souvent, c'est de mouiller la tête avec de l'eau un peu fraîche pendant tout le temps qu'on est dans l'eau; par ce moyen les sorties de bains seraient moins dangereuses et l'on éviterait aisément les congestions cérébrales. Au sortir du bain il n'est jamais trop de précautions à prendre pour se mettre à l'abri du froid : on a dans tous les établissements, surtout les habitants des campagnes, la mauvaise habitude de s'essuyer à demi et puis de jeter un manteau ou cape plus ou moins forte sur ses épaules et s'en aller ainsi le corps tout nu, n'ayant aux pieds que de mauvais souliers. En sortant du bain il faut se bien essuyer tout le corps, puis se passer des bas et des caleçons assez forts, avec une chemise, puis le manteau par-dessus les épaules, des pantoufles épaisses, bien garnies, pour les pieds, la tête bien couverte : ainsi précautionné on peut se rendre dans son appartement, quelque distant qu'il se trouve de la salle des bains.

Rentré chez soi il faut tout de suite se mettre au lit, se bien couvrir et faciliter la transpiration par quelques verres d'eau thermale prise aussi chaude que possible ; au bout de demi-heure de transpiration se lever, s'habiller et aller faire une petite promenade et revenir pour prendre son repas : cette précaution n'est nécessaire que pour les bains très-chauds, car après le bain tempéré et le bain chaud on peut aller au grand air sans inconvénient, quand la température extérieure n'est pas froide.

On peut prendre les bains, tels que nous venons d'en donner les détails, soit dans la piscine, bain commun, grand bassin rempli d'eau où se baignent un grand nombre de personnes, soit dans les bains particuliers. Beaucoup de malades préfèrent les bains particuliers, on est sans doute plus tranquille, mieux à son aise, mais aussi l'eau se trouvant en moindre quantité perd plus tôt sa température et contient bien moins de principes médicamenteux. Il est toujours plus avantageux de se baigner dans la piscine ; on doit faire trève pour un moment aux petites contrariétés que l'on pourrait éprouver dans le bain public ; le bien qu'on en retirerait serait une suffisante compensation.

Afin de ne pas mettre de la confusion dans l'administration des bains à ces différentes températures, il faudrait que les heures des bains fussent divisées en trois tèmps : le premier serait fixé de telle heure à telle heure, et tout le monde saurait que pendant tout ce temps la température du bain serait de 30 à 35, puis l'heure d'après de 25 à 30, et en dernier lieu de 20 à 25. Pour les bains particuliers on pourrait à toute heure en régler à volonté la température. Des thermomètres bien conditionnés seraient continuellement dans la piscine pour en fixer le degré, sans être obligé de venir à chaque instant le reconnaître en le plongeant momentanément. Le matin on prend des bains depuis 4 h. jusqu'à 7 h.; ainsi de 4 à 5 h. bains très-chauds, 30 à 35°; 5 à 6 h. bains chauds, 25 à 30°; de 6 à 7 h. bains tempérés de 20 à 25°. Le soir il en serait de même à partir de 2 h. de l'après-midi jusqu'à 6 h. De 2 à 3 h. bains très-chauds; 3 à 4 h. bains chauds; 4 à 5 h. bains tempérés.

Etuves.

Les étuves ou bains de vapeur sont les endroits où l'eau thermale est réduite à l'état de vapeur, soit par sa seule évaporation ou à l'aide de la chaleur artificielle. Il est peu d'établissements où les étuves soient entretenues par l'ébullition de l'eau thermale; d'ailleurs le seul avantage qu'on peut en retirer c'est de pouvoir suffire à toutes les exigences des caprices dans le traitement des maladies; les vapeurs spontanées sont toujours préférables : elles contiennent tous les principes volatils des eaux, sans aucune altération.

La température des vapeurs résultant de l'évaporation de l'eau thermale se maintient d'abord au même degré que l'eau elle-même et finit ensuite par baisser de 10 à 15°, ce qui suffit encore et au-delà même, car les sources ayant 53° il reste toujours pour les étuves 43°, 38°, température bien plus élevée que celle des bains très-chauds.

L'action des étuves est bien plus prononcée que celle des bains très-chauds, l'absorption est plus considérable, tant par l'effet de la haute température qui y règne que par la ténuité des vapeurs qui pénètrent bien plus aisément dans tous les pores. L'effet qu'elle produit sur l'économie tout entière est telle, qu'en entrant, la chaleur vous surprend, il semble que vous étouffez et que l'air vous manque, les vapeurs qui vous environnent inondent à l'instant tout le corps, la tête devient très-lourde, pesante ; les vertiges sont très-prononcés, et l'on se voit forcé de sortir au bout de quelques minutes, ne pouvant plus y résister. Tout le monde ne peut pas prendre les étuves, les personnes sanguines et pléthoriques en éprouvent très-souvent des congestions très-graves. Si cependant elles en ont besoin, il faut n'y rester que quelques instants, ayant soin de mouiller la tête et le creux de l'estomac avec de l'eau fraîche.

En sortant de l'étuve il faut se bien sécher, s'habiller convenablement, éviter le froid et s'aller mettre au lit une demi-heure, comme après les bains ordinaires. La meilleure manière d'alimenter les étuves, c'est au moyen de plusieurs douches ascendantes terminées en arrosoir et qui vont se briser contre la voûte dans un espace qui n'est pas occupé par les malades.

Douches.

La douche est une colonne d'eau qui vient frapper avec une vitesse déterminée une partie quelconque du corps ; suivant la direction qu'on leur donne elles sont latérales, descendantes, ascendantes ; dans quelques thermes il y a des douches de vapeur, mais pour cela il faut des appareils pour donner à l'eau un tel degré de chaleur que la vapeur qui se produit est chassée en grande quantité et avec force dans les conduits préparés à cet usage.

L'emploi des douches peut être extérieur ou intérieur : les premières s'appliquent à la surface du corps; les secondes s'administrent comme les injections de l'oreille, de l'urèthre, du vagin et du rectum : pour les douches du conduit auditif et de l'urèthre, on se sert de petites seringues que l'on remplit à la source et que l'on pousse dans l'oreille ou dans la vessie à l'aide d'une sonde à double courant. Pour les douches dans le vagin on peut se servir des douches ascendantes ou bien d'une seringue à matrice, ce qui est plus commode, car étant dans le bain on peut prendre plusieurs douches sans se déranger.

Les douches intestinales, d'une facile application au moyen d'un cours d'eau ascendante, sont d'un usage fréquent ; elles procurent un bain intérieur par la grande quantité d'eau qu'elles introduisent dans les intestins et par l'absorption qui a lieu : ces douches intestinales sont d'autant plus indispensables, que les eaux de Saint-Laurent procurent toujours la constipation.

La hauteur de la douche varie depuis deux mètres jusqu'à neuf. Les tuyaux doivent être disposés de telle manière qu'on puisse leur donner toutes les hauteurs ;

pour les calibres, ils doivent être tels que le diamètre de la lumière n'ait pas plus de trois à vingt millimètres. Si elle est terminée par une pomme en bois, plus les ouvertures sont minces, plus c'est commode.

Quand on veut doucher une partie externe du corps, il faut qu'elle soit éloignée de près de soixante centimètres de l'organe malade, et en même temps que l'eau tombe, frictionner la partie, soit avec la main ou avec une brosse bien fine. Tous les jours on doit graduer le jet et la hauteur de la douche, ainsi que la température; mais, dans tous les établissements, les dispositions manquent pour se procurer cette facilité.

Par des douches dans le rectum et le vagin, il faut que le diamètre de la lumière n'ait pas plus de deux millimètres et qu'il soit placé à une petite distance de leur ouverture. La force du jet surmonte facilement la résistance des sphincters et pénètre sans choc dans l'intérieur. Quant à la hauteur à donner à la sortie des douches, il est bien difficile de la déterminer d'avance : chacun là-dessus doit commencer par faire de petites épreuves.

Tous les malades peuvent prendre les douches sans aucun inconvénient : leur action n'est que locale. Il n'y a pas de symptômes généraux de réaction; l'organe malade seul reçoit l'impression de l'eau; elles portent dans la partie une stimulation vive, capable, par la réaction qui s'en suit, de ramener l'organe à son état de santé ordinaire.

Ce n'est qu'à cette manière de savoir bien, suivant

les cas, approprier ces diverses manières de faire usage des eaux, que beaucoup dorénavant se trouveront guéris, au lieu qu'auparavant ils n'éprouvaient qu'une augmentation dans leurs maux. Beaucoup aussi, après avoir fait usage pendant longtemps et fort heureusement de ces eaux, ont vu une année tous les symptômes augmenter et ont été obligés de rentrer chez eux. Toutes ces différences ont une explication et tiennent à ce que nous avons dit plus haut. Beaucoup aussi, même pendant la saison, au lieu d'en éprouver un bien-être continu, se trouvent tout à coup plus mal et désespèrent d'obtenir du soulagement : cela tient encore à la manière de ne savoir pas varier leur emploi suivant l'influence atmosphérique et suivant la marche de la maladie imprimée, soit par la saison, soit par l'effet immédiat des eaux elles-mêmes.

Les eaux de Saint-Laurent ne sont pas une panacée pour toutes sortes de maladies; d'une efficacité bien reconnue pour quelques-unes, utiles dans quelques autres, elles sont nulles et nuisibles dans le plus grand nombre. Nous placerons en première ligne toutes les maladies chroniques des organes respiratoires; en second lieu, toutes les raideurs musculaires et articulaires, suites d'entorses, fractures, luxations, contusions ou blessures, et même paralysies incomplètes, suites de lésions plus ou moins considérables des organes encéphalo-rachidiens; en troisième lieu, viennent les douleurs rhumatismales partielles ou générales, les névralgies, les névroses. C'est dans ces trois genres de maladies que les eaux de Saint-Laurent sont très-efficaces et produisent des cures vraiment surprenantes; il n'est pas rare de voir des malades arriver avec des béquilles, qu'ils n'avaient pas quittées de tout l'hiver, partir, au bout de huit jours de l'usage des eaux, aussi ingambes qu'avant d'avoir été malades (1). A part ces diverses sortes de maladies, les eaux de Saint-Laurent peuvent encore procurer des guérisons et du soulagement dans certains engorgements du foie, de la rate, dans les inflammations chroniques des reins et de la vessie, dans les plaies anciennes, les maladies de la peau suivies de plaies ou fistules, quelques cas de scrofules, les flueurs blanches, l'aménorrhée et certaines maladies des organes digestifs, les engorgements lymphatiques des membres, les suites de la coxalgie, dans certains cas de surdité, d'otorrhée purulente, et dans quelques cas aussi d'ophthalmie chronique. Elles sont nuisibles dans toutes les maladies ayant pour cause une congestion dans les organes encéphalo-rachidiens, ainsi que dans les maladies du cœur et des gros vaisseaux : c'est pour ces motifs que les gens d'un tempérament sanguin ont besoin d'user de certaines précautions; et ceux qui se trouvent dans un âge avancé, pour peu qu'ils soient disposés aux congestions cérébrales, doivent les abandonner ou bien se tenir sur leurs gardes.

Nous allons maintenant prendre chaque cas en par-

(1) Tous les ans, des jeunes personnes de tout sexe, que l'on croyait dans un état de fièvre lente, retournent chez elles avec des apparences de santé des plus florissantes.

ticulier, donner tous les détails, entrer dans des explications sur la manière de prendre les eaux, et le régime à suivre en pareille circonstance, et puis donner quelques observations à l'appui, afin de pouvoir soutenir entièrement la comparaison. Toutes ces observations nous sont particulières, et, bien que peu nombreuses, elles suffiront, j'espère, pour bien faire apprécier les qualités thérapeutiques des eaux de Saint-Laurent.

Maladies de poitrine.

Nous placerons en première ligne les maladies de poitrine connues vulgairement sous le nom de rhume, catarrhe, d'épuisement; mais qui, en réalité, ne sont que des bronchites aiguës ou chroniques; la pleurésie chronique, la convalescence de péripneumonie, phthisie pulmonaire à la première période. C'est dans ces maladies surtout que les eaux de Saint-Laurent produisent de bons résultats, et procurent des cures auxquelles on était bien loin de s'attendre.

Beaucoup de personnes, dans le courant de l'hiver, contractent des rhumes ou bronchites qui consistent en toux plus ou moins forte, enrouement, céphalalgie; il y a gêne dans la respiration : le repos, le régime et des soins ordinaires font disparaître tout ce qu'il y a d'inquiétant; mais souvent il reste une toux qui ne fatigue pas trop, mais qui fait craindre des lésions profondes dans les organes pulmonaires, et très-souvent ces craintes semblent être fondées; car, en apparence, tous les symptômes de la phthisie dans son début s'offrent à l'observation. La toux est sèche, plus ou moins fréquente; la respiration est pénible à la moindre fatigue; le bruit de la respiration est faible dans quelques endroits de la poitrine; d'autres fois même il y a de l'expectoration; les crachats sont d'un blanc mat ou verdâtre (1). Dans ces cas, les eaux thermales sont presque les seules ressources, quand le retour de la belle saison n'a pas tout fait disparaître. Quand ces malades sont aux eaux depuis quelques jours, ils éprouvent d'abord un soulagement marqué; il leur semble que la poitrine est allégée d'un lourd fardeau; ils respirent à plein poumon avec facilité; la toux cesse; l'appétit et l'embonpoint reviennent, ainsi que leur gaieté; rien alors n'égale leur joie en voyant que tout ce qu'ils prenaient pour le commencement d'une maladie sans espoir, s'est dissipé comme par enchantement; ils reviennent chez eux tout contents de pouvoir dire à tout le monde : Vous vous êtes trompés : je n'étais pas phthisique!

Nous plaçons ici, sous le même nom de bronchite, les catarrhes, les rhumes anciens, phthisie à la première période, pleurésie chronique, parce que ce qui caractérise la maladie dans tous ces cas, c'est la toux, l'oppression et un certain degré d'épuisement; tous ces symptômes ne sont dus qu'à l'inflammation chronique de la muqueuse bronchique, laquelle inflammation peut être

(1) Très-souvent il existe des douleurs dans la poitrine, aux épaules, au cou et dans tout le dos.

le symptôme d'une affection grave du poumon ou de ses enveloppes.

A la suite d'une péripneumonie (fluxion de poitrine) caractérisée par de la fièvre, de la toux avec expectoration sanguinolente, il reste souvent une certaine oppression accompagnée de toux et d'une expectoration bien peu considérable; il y a un état de faiblesse générale et de dépérissement. Tous les symptômes graves, d'ailleurs, passent souvent avec des soins ordinaires; mais quelquefois ils sont le début d'une phthisie méconnue jusqu'alors. L'usage des eaux thermales, l'habitation dans un nouveau climat, ramènent rapidement ces malades à la santé.

Les eaux de Saint-Laurent produisent aussi une amélioration rapide dans les bronchites aiguës contractées au milieu de l'été. J'ai envoyé, dans la saison de l'année 1840, deux malades qui vers le commencement de juillet furent pris, après un passage subit du chaud au froid, d'une toux violente, sèche, avec oppression très-considérable et fièvre; la toux était parfois si forte, que la figure devenait rouge vultueuse, les yeux larmoyants comme dans les congestions cérébrales. Ils furent aux eaux au milieu de juillet, et au commencement du mois d'août ils en revinrent parfaitement guéris.

Parmi les malades affectés de bronchites chroniques que les eaux de Saint-Laurent ont guéris, presque tous donnaient des craintes sur un commencement d'affection phthisique, et cela doit être; car, lorsqu'on voit un malade dépérir et conserver de la toux plus ou moins fréquente et suivie quelquefois d'une expectoration sanguinolente, on s'attend toujours à voir des symptômes tels qu'il n'y a plus de doute sur la nature de l'affection. Jusqu'ici on a cru que la phthisie était incurable; jusqu'ici on a cru que l'on naissait phthisique pour mourir phthisique; eh bien! c'est tout le contraire : la phthisie pulmonaire est curable dans les deux périodes, mais bien plus souvent dans la première. La phthisie n'est pas héréditaire; bien plus, nous sommes presque tous phthisiques : entendons-nous bien; nous avons presque tous des tubercules dans le tissu pulmonaire, tubercules que l'évolution de l'âge fait disparaître entièrement, ou quelquefois développe à tel point, que la maladie est inévitable; tubercules que les ressources de la médecine peuvent arrêter et guérir dans un grand nombre de cas. Depuis mes études anatomiques je partageais cette idée; car souvent, dans mes dissections, j'avais rencontré fréquemment des tubercules dans le poumon, chez les personnes qui avaient succombé à la suite de maladies diverses. Les expériences m'ayant manqué, je ne pouvais m'assurer de la vérité; mais ma pratique et mon observation, basées sur cette idée, se confirmaient tous les jours davantage, lorsque M. Boudet est venu, par la communication de ses recherches, confirmer pleinement cette manière de voir.

D'après les recherches de M. Boudet, la présence des tubercules est très-rare depuis la naissance jusqu'à 2 ans; mais aussi, dans ces cas, la phthisie survient toujours une fois qu'ils se développent. Depuis l'âge de

2 à 15 ans, les trois quarts sont menacés de phthisie; 33 sur 45, la guérison est ici encore un peu rare, il y a 12 guérisons sur 45 (1). De l'âge de 16 à 76 ans les 6/7e ont des tubercules; 116 sur 175 : les guérisons sont ici bien plus fréquentes, car les 9/11e guérissent; 97 sur 116. Dans les derniers âges de la vie à peine si sur trois un seul offre encore des tubercules. D'après ce qui précède nous portons presque tous les germes de la maladie la plus terrible qui afflige l'humanité; c'est donc à éviter les causes de son développement et à rechercher les moyens de le prévenir et de l'enrayer que nous devons tendre; c'est dans ce but que je viens proposer l'usage des eaux de Saint-Laurent, comme ayant une vertu toute particulière pour opérer dans l'économie, l'activité nécessaire à leur disparition plus ou moins complète. Il est inutile d'entrer ici dans des détails anatomiques et physiologiques sur la nature du tubercule, sur son développement, ainsi que sur les troubles qu'il jette dans les organes pulmonaires; il suffira de faire remarquer que tous ceux qui prennent fréquemment des rhumes, ou qui les conservent trop longtemps, deux ou trois mois, par exemple, qu'ils aient ou non des symptômes faisant soupçonner l'imminence de la phthisie, tous ont des tubercules dans les poumons, et si la nature ne les guérit par ses seules ressources, ou s'ils ne s'y prennent à temps, rien ne

(1) En disant que sur 45 il n'y a que 12 guérisons, cela ne veut pas dire que les 33 autres succombent, mais bien que tous conservent encore des tubercules dans les organes pulmonaires, et par conséquent une prédisposition à la phthisie.

pourra ensuite en arrêter le développement et la fièvre lente qui en est la suite. Si malgré tous les signes de la santé la plus florissante, nous avons encore des tubercules dans les poumons, que sera-ce si nous avons la poitrine faible, que la moindre fatigue nous rende essoufflés, si nous sommes sujets à de fréquents rhumes, à des extinctions de voix, que de précautions hygiéniques ne nous faudra-t-il pas prendre pour arrêter un développement funeste? Eh bien! dans ces cas, il est d'observation constante que lorsqu'on va aux eaux de Saint-Laurent, on se trouve pendant quelques années moins sujet à ces sortes d'indispositions, et si l'on continue on se trouve tellement bien, que personne ne se douterait que jadis on était valétudinaire au point de traîner une chétive et courte existence. Je connais quelques personnes dont le père et tous les frères et sœurs sont morts phthisiques, et qui, à plusieurs reprises, ont eu de la toux avec douleurs dans la poitrine, commencement d'expectoration et dépérissement. Par l'usage des eaux de Saint-Laurent, ces personnes ont vu tout disparaître, et sont aujourd'hui bien portantes et pas plus menacées que les autres de phthisie pulmonaire.

Parmi les cas nombreux que j'ai observés depuis le peu de temps que je pratique la médecine, il en est quelques-uns que je suis bien aise de rapporter ici pour confirmer mes assertions.

S. F. de L., âgé de près de 30 ans, marié depuis 7 ans, ayant plusieurs enfants, maigre, d'une taille de 1 m. 75 c., aux membres et au corps grêles, ayant eu des parents phthisiques, éprouva en 1838, dans le mois de mars et avril, à la suite de fatigues, un petit rhume avec douleur dans la poitrine; plus tard il y eut des crachats hémoptoïques, la peau devint comme jaunâtre, la maigreur augmenta, le dégoût et les sueurs survinrent; tout le monde le croyait menacé de phthisie avec d'autant plus de raison qu'il y en avait dans sa famille et qu'en bonne santé il en avait quelques symptômes, tels que corps grêle, poitrine étroite, voix mince, criarde et peu étendue. Ces symptômes duraient depuis trois mois; je conseillai les eaux de Saint-Laurent sans trop d'espoir, car tout le côté gauche du thorax était pris, la respiration était très-faible et le bruit bronchique s'entendait dans quelques endroits. La maladie était évidente; il resta vingt jours aux bains et en revint avec de l'appétit et un peu d'embonpoint: il n'y avait qu'une légère toux sans expectoration; le poumon gauche fonctionnait tout aussi bien que le droit, seulement, avec beaucoup d'attention, on reconnaissait dans quelques endroits une moindre intensité du bruit respiratoire; il n'y avait pas de matité. Depuis lors la santé a été parfaite, sauf quelques légers rhumes en hiver, qui durent peu et ne fatiguent nullement.

Madame veuve V. de V., âgée de 30 ans, mère de 3 enfants, venant de perdre son mari d'une phthisie tuberculeuse, éprouva à cette époque de forts chagrins, elle dépérissait tous les jours, elle toussait continuellement et se plaignait de toute la poitrine; enfin on aurait dit qu'elle était au début d'une maladie de langueur, et quelques médecins qu'elle avait consultés étaient de cet avis, et ne savaient trop que lui conseiller sur son état; le régime adoucissant et léger, les vésicatoires et tous les moyens pectoraux furent employés inutilement. Au mois de juillet, madame V., autrefois fraîche et bien portante, partit pour Saint-Laurent; la figure était pâle, mélancolique, la démarche lente et incertaine; après vingt jours elle revint parfaitement guérie, n'ayant aucun symptôme de maladie, et pleinement rassurée sur la crainte qu'elle avait d'avoir une maladie comme celle de son mari. Tout en passant, je suis bien aise de mentionner que cette jeune dame conduisit aux eaux une petite fille de 5 ans portant des signes de maladie scrofuleuse, mais de plus, ayant depuis près de huit mois, un catarrhe pulmonaire très-violent, avec toux convulsive, expectoration blanche, épaisse, abondante, accompagnée d'une maigreur extrême; d'après mes conseils elle prit les eaux comme sa mère et revint parfaitement guérie, et depuis lors n'a éprouvé que les rhumes légers que presque tous les enfants contractent en hiver (1).

Au mois de novembre 1840, je fus consulté par deux jeunes militaires, un âgé de trente-cinq ans, d'une taille moyenne, grenadier bien pris et bien proportionné, plutôt fort que faible, figure naturel-

(1) J'ai vu plusieurs malades des deux sexes qui, après avoir donné leurs soins à leurs parents ou époux dans la longue agonie d'une maladie tuberculeuse, ont conservé pendant longtemps de la toux et une altération plus ou moins profonde dans les organes pulmonaires, et qui n'ont dû leur entier rétablissement qu'à l'usage des eaux Saint-Laurent.

lement rouge, d'un tempérament sanguin ; l'autre, canonnier, âgé de vint-sept ans, d'une belle taille, large poitrine, muscles un peu faibles pour sa stature. Ils étaient renvoyés dans leurs foyers en convalescence, pour bronchite chronique, ou bien phthisie à la première période, car le mot phthisie ne s'écrit pas dans les congés des militaires renvoyés pour cause de maladies. Quand je les vis pour la première fois, je les crus menacés de cette maladie, je les examinai attentivement, ils étaient fatigués par une toux continuelle, par des douleurs vagues dans la poitrine et les épaules, par du dégoût, de la faiblesse ; ils étaient maigres et souffrants ; l'expectoration était peu de chose ; chacun présentait au poumon gauche une absence du bruit respiratoire, qui n'était un peu distinct que dans des aspirations un peu fortes; le son était moins clair que du côté droit. Je prescrivis des cautères volants sur la poitrine, le régime et les tisanes pectorales. Pendant tout l'hiver il n'y eut que de légères améliorations, les malades pouvaient alors sortir et vaquer à leurs occupations, mais ils conservaient toujours la toux sèche, fréquente, accompagnée parfois de dégoût. Ils furent au mois de juillet aux eaux de Saint-Laurent ; ils y restèrent un mois, et trois mois après ils rejoignaient leurs drapeaux, aussi robustes que jamais. Aujourd'hui retirés du service ils jouissent d'une parfaite santé et ne se ressentent nullement de cette secousse. Tous ceux qui avaient vu ces malades les avaient tous jugés au premier degré de la phthisie pulmonaire.

En 1838, dans le mois de février, B***, âgé de cinquante ans, marié, sans enfant, sujet à l'hémoptysie, éprouva, à la suite d'un refroidissement, un vomissement de sang qui le mit à deux doigts de sa perte. Au bout de vingt jours il se releva, mais il conserva de la toux avec une expectoration blanche, opaque, très-abondante, accompagnée de douleurs pongitives au niveau du téton droit, où il existait du râle crépitant à grosse bulles et de la matité; partout d'ailleurs on entendait la respiration, qui était un peu faible. Tout le restant de l'hiver et jusqu'au mois de juillet, il eut de la toux avec expectoration; tout le monde l'avait jugé, tant il était devenu maigre. Il fut aux eaux au mois de juillet, il revint au bout de vingt jours, la toux était très-rare, l'expectoration nulle, l'appétit très-bon; à la fin d'août il ne conservait aucune trace de maladie. L'hiver d'après il eut un rhume très-fort qui passa par des moyens ordinaires. Il va tous les ans aux eaux; il trouve que cela lui soulage beaucoup la poitrine, et de plus qu'il contracte plus difficilement des rhumes pendant les hivers.

Au mois de janvier 1838, je donnais mes soins à D** A***, âgé de trente ans, d'une taille plus que moyenne, maigre, efflanqué, tout voûté, né d'un père mort phthisique à soixante ans: il fut pris d'un rhume qu'il garda tout l'hiver et une partie de l'été, il fut aux eaux le mois de juillet et en revint parfaitement guéri; pas de toux, pas la moindre souffrance; il passa l'hiver d'après sans s'enrhumer. Un fois l'été venu, il abandonna son régime qui finissait par l'ennuyer et s'adonna au vin, aux liqueurs, à la bonne chère. Vers la fin de septembre il fut pris de toux avec dépérissement, l'expectoration survint, et vers la fin d'octobre il se mourait dans le marasme et le dernier période de l'affection phthisique.

Voilà certes des observations qui prouvent suffisamment l'influence des eaux de Saint-Laurent dans les maladies de poitrine que l'on regarde comme le début de la phthisie pulmonaire. Vous me direz : mais ces malades ne sont pas phthisiques ; je n'en sais rien, ils vivent encore ; d'ailleurs ils présentaient les mêmes symptômes que D** A***, qui est mort phthisique un an après avoir vu disparaître tous les signes de maladie, début de la phthisie à laquelle il a succombé. Ce que je puis assurer, c'est que presque tous avaient des tubercules dans les poumons ; car si, dans l'état de bonne santé, nous en avons presque tous, on ne peut douter de leur existence si nous avons déjà tous les signes qui font craindre leur présence. Les eaux de Saint-Laurent ont mis l'activité vitale au point suffisant pour que l'évolution de l'âge suffît par la suite à leur entière disparition. En admettant même que la phthisie n'était pas à craindre, combien n'est-il pas consolant de trouver un moyen qui fasse disparaître rapidement et sans retour un état capable de donner tant d'alarmes ?

Si le début de la phthisie ou les maladies dont les symptômes peuvent la faire craindre trouvent un moyen puissant de guérison, il n'en est pas de même quand la maladie est très-avancée et que la fièvre hectique commence. Dans ces cas l'usage des eaux accélère le trépas ; cependant je puis assurer que quelques malades, même à la dernière période, ont vu leur existence prolongée de quelques années par l'usage des eaux; mais alors, bien que la toux fût fréquente, l'expectoration très-abondante et la respiration pénible à la moindre fatigue, il n'y avait pas de fièvre, ni de sueur, ni de diarrhée, l'amaigrissement n'était pas poussé bien loin, il y avait de l'appétit, assez de force pour rester levé toute la journée et vaquer à ses occupations (1).

Arrivé à un certain âge de la vie nous sommes presque tous catarrheux, cacochymes (2). De tout l'hiver la toux ne nous quitte pas, l'expectoration est très-abondante, et au bout de quelques années la toux continue tout l'été avec moins d'intensité que l'hiver, il est vrai, mais toujours assez pour nous donner quelques inquiétudes; nous avons alors, dit-on, la poitrine grasse, et les parents, tranquilles là-dessus, nous négligent.

L'altération des organes respiratoires par les progrès de l'âge suit toujours sa marche funeste et finit par les user à tel point qu'elle nous conduit au trépas avec tous les symptômes de la phthisie à sa dernière période. C'est dans ces cas aussi qu'un petit séjour par an aux eaux de Saint-Laurent fortifie les organes pulmonaires à tel point que l'hiver on est moins sujet

(1) On doit y avoir recours tant que ces symptômes n'existent pas, quelque profondes que soient d'ailleurs les lésions existantes dans les organes pulmonaires.

(2) Si nous ne sommes sujets à d'autres infirmités.

aux rhumes, que la toux, si elle existe, est moins violente, l'expectoration plus rare et plus facile, et la vieillesse arrive plus tardivement avec tout son cortège d'infirmités et toujours bien moindres qu'elles n'auraient pu l'être sans cette ressource.

On voit peu de malades affectés d'épanchement pleurétique recourir aux eaux de Saint-Laurent pour chercher un remède à leurs maux. Cependant, je pense qu'elles seraient d'un grand secours, et je suis presque certain que dans les cas simples, c'est-à-dire sans lésion d'organe important, la guérison ne se ferait pas longtemps attendre. Je n'ai eu l'occasion qu'une fois d'y avoir recours, et voici dans quelles circonstances. B*** C***, âgé de cinquante-cinq ans, d'une belle taille, d'une santé inaltérable jusqu'alors, se plaignait depuis longtemps d'une douleur vague à la partie inférieure latérale gauche du thorax, lorsque, dans le courant de janvier 1842, il y vit survenir une grosseur qui prit bientôt tous les caractères du phlegmon diffus; ce phlegmon durait depuis près de deux mois, et la suppuration n'avait pas trouvé d'issue. Enfin, la peau se sphacèle dans l'étendue de près de soixante-dix millimètres, et laisse une plaie profonde, blanche au fond, avec filaments de tissu cellulaire mortifiés; à une distance de soixante millimètres, il y avait une tumeur molle, fluctuante. J'y plongeai un bistouri, et il s'en écoula une grande quantité de pus; bientôt il s'établit une légère communication avec la plaie inférieure; au bout de deux mois, tout était cicatrisé, sauf une petite ouverture qui donnait issue à une grande quantité de sérosité blanchâtre et parfois sanguinolente. Le malade avait de la toux; j'examinai la poitrine, les poumons fonctionnaient très-bien, seulement que, dans la moitié inférieure droite, le malade étant assis, la matité était complète, et le malade me disait toujours qu'il lui semblait que quelque chose se battait dans sa poitrine comme dans une bouteille remplie d'eau. Cette plaie ne l'inquiétait nullement. Il me demanda si les eaux de Saint-Laurent ne pourraient pas lui être utiles pour une maladie de la peau qui durait depuis longtemps; je lui conseillai de s'y rendre une fois la saison venue. Je lui recommandai les bains et surtout les douches sur la poitrine. Au bout de quatre jours, la maladie de la peau disparut, la fistule donna moins de suppuration. Le malade revint parfaitement content; mais, pendant trois ou quatre fois, la fistule se ferma; il survint de la toux avec expectoration sanguinolente et purulente. Dès que la fistule s'ouvrait, il s'en écoulait une grande quantité de sérosité rougeâtre, et le malade était comme auparavant. L'ouverture s'est fermée entièrement; la toux et l'expectoration ont duré un mois; et maintenant, depuis six mois, plus de fistule, plus de toux et plus de maladie de la peau.

Il est encore un genre d'affection de poitrine très-commun dans ces pays, ayant toujours pour cause une chute sur le thorax, ou un coup direct porté sur cette partie, que le vulgaire attribue à une fracture ou à un déplacement des côtes (1); erreurs entretenues par

(1) Enfoncement de l'estomac.

l'ignorance et la cupidité d'un grand nombre de gens qui font métier de mettre tout à leur place par des manœuvres presque toujours funestes (1). Dans ces cas, il y a toujours un point inflammatoire sur la partie de la plèvre correspondante au coup, et c'est à cette inflammation, qui souvent produit un épanchement séreux plus ou moins abondant, que sont dus tous les symptômes observés en pareille circonstance, douleurs fixes sur une partie du thorax, sensibilité à la pression, aux efforts de la toux, à la moindre fatigue; se faisant sentir de préférence pendant la nuit; cette douleur est telle, que les malades ne peuvent rien faire du tout, et ils maigrissent rapidement. C'est alors qu'ils courent tous les empiriques, les médicastres et les sorciers, et à la fin seulement on les voit venir demander vos conseils quand les désordres sont devenus tels qu'une lésion mortelle ne leur donne aucun espoir. (Au début de ces lésions, les sangsues et les vésicatoires en triomphent aisément; mais quand la maladie a été négligée,

(1) Il est malheureusement dans nos pays une foule de gens, véritable fléau, qui exploitent la crédulité du vulgaire, dont ils dépassent l'ignorance malgré tout leur extérieur de savoir et de bon sens, et dont les conseils sont pernicieux à tous ceux qui, malades réellement, viennent les consulter; on ne saurait se faire une idée des maux qu'une confiance aveugle laisse empirer. Dans l'année, nous voyons venir ces pauvres malheureux qui ont couru tous ces génies, portant des altérations d'organes tellement graves, que des consolations trompeuses sont les seules ressources que nous pouvons leur offrir. C'est vraiment un scandale que de voir de pareils gens jouir de l'impunité que n'ont pas d'autres personnes bien intentionnées, si quelquefois une erreur, coupable sans doute, leur fait commettre une faute.

les eaux de Saint-Laurent sont seules capables de ramener promptement la santé.)

Maintenant que nous venons de faire connaître l'efficacité des eaux de Saint-Laurent dans les maladies des organes pulmonaires, il faut bien donner les règles à suivre dans leur usage pour arriver à d'aussi heureux résultats.

C'est surtout en boisson que l'on retire de bons effets des eaux de Saint-Laurent. On doit les prendre au sortir de la source par verre ou demi-verre pures, ou coupées avec du lait ou un sirop pectoral quelconque, tel que sirop de gomme, sirop de Lamouroux, sirop de chicorée coupé en suffisante quantité pour l'adoucir seulement.

Le matin en se levant, ou bien dans le lit, on en prendra deux verres dans l'espace d'une heure le premier jour, deux verres en quatre fois le second, trois en six fois le troisième, quatre en six fois le quatrième, et le cinquième six verres toujours en six fois ; il faut rarement pousser la dose plus loin, à moins de cas particuliers, ce qui ne peut se rencontrer que chez des individus robustes, et rarement chez les femmes dont l'irritabilité est toujours plus grande. Une heure après on peut faire un petit déjeuner avec une tasse de lait ou de chocolat, ou bien un œuf à la coque, et une côtelette si on ne peut attendre l'heure du dîner. Dans l'après-midi il faut encore prendre, à partir de quatre heures après le repas, trois, quatre ou six verres d'eau minérale, coupée ou non, suivant son bon plaisir, pendant un laps de temps de deux heures.

On attend ensuite l'heure du souper, qui peut être pris une heure après que l'on a fini de boire de l'eau thermale. Dans la journée, quand on a soif, il vaut toujours mieux prendre de l'eau minérale peu chaude que l'on coupe avec du sirop de gomme, de limon et de capillaire, que de l'eau de la source froide qui est dans le village.

A part les boissons, on doit prendre trois ou quatre bains de propreté seulement et à une température qui ne dépasse pas 25 degrés Réaumur, chaleur des bains ordinaires.

Il est d'une grande importance de faire tomber deux fois par jour la douche sur le devant et le derrière de la poitrine pendant dix minutes, un quart d'heure au plus, et de frictionner avec la main en même temps que l'eau tombe. Pour les étuves ce n'est que dans les cas où il y a toux convulsive, sèche et très-opiniâtre, encore ne faut-il y rester que quelques minutes et se mettre immédiatement au lit, de crainte d'un refroidissement; mais dans tous les cas on peut guérir facilement sans avoir besoin d'entrer dans les étuves.

Un point important pour tous ceux qui prennent les eaux, c'est de se prémunir, par des habillements convenables, contre l'irrégularité de la température dans ces montagnes; cette précaution ne doit pas surtout être négligée par ceux qui sont affectés de maladies de poitrine; ils doivent se vêtir, à peu de chose près, comme s'ils étaient au mois de janvier ou février. Ils doivent éviter de sortir le matin et le soir; car, dans ces pays, une fois que le soleil a quitté l'horizon, la température de l'atmosphère baisse de plusieurs degrés; et cette transition, bien qu'insensible pour les promeneurs, ne peut qu'occasionner des changements tels, que la guérison devient plus incertaine et plus lente. Quant au régime, il faut se priver, autant que possible, de bierre, de café et de toutes sortes de liqueurs; manger de préférence les mets gras, la bonne viande rôtie ou en ragoût, de bons poissons frais; pas de salaisons, ni de crudités, ni de fritures par trop irritantes. Toutes ces observations sont fort bonnes; mais chacun là-dessus doit suivre ses habitudes, et ne manger que ce que son expérience lui a fait trouver bon depuis longtemps. On se trouve mieux des mets qu'on a l'habitude de prendre le plus souvent, bien que, par leur nature, ils semblent être contraires.

Voici en deux mots la règle qu'un malade doit suivre en pareille circonstance : premier jour de l'arrivée, repos; le lendemain, on prend un bain tempéré, deux verres d'eau en quatre fois, coupés avec le lait ou le sirop; de six à sept ou huit heures, petit déjeuner avec une tasse de lait, chocolat, ou un œuf à la coque, ou une côtelette, et promenade; à onze heures, dîner suivant l'appétit; après dîner, promenade de deux ou trois heures; de quatre à cinq heures, deux verres d'eau comme le matin; à six heures, souper, promenade jusqu'au soleil couchant; rentrer pour ne plus sortir que le lendemain.

Second jour, même manière, seulement qu'au lieu de deux verres on en prend trois, et qu'après la promenade de l'après-dîner, tout en buvant les verres d'eau, on peut prendre un bain entier, pas trop chaud, et de demi-heure au plus.

Le troisième jour, quatre verres le matin à la même heure et en six fois. Dans l'après-midi, quatre autres verres, et de plus prendre une douche de dix à quinze minutes. On peut s'aller mettre au lit une heure, en continuant de boire un ou deux verres d'eau.

Le quatrième et jours suivants, on agit de même. Jamais on ne doit pousser la quantité d'eau au delà de six verres le matin et six verres dans l'après-midi. Cependant, si, pendant les intervalles, on avait par trop soif, il serait très-avantageux de boire de l'eau thermale coupée avec un sirop quelconque, comme nous l'avons déjà fait observer. Quand il est nécessaire de prendre les étuves, on doit les prendre dans la matinée, et pendant quelques minutes tout au plus, et puis se mettre au lit, et faciliter la transpiration en buvant par petits verres un demi-litre ou un litre d'eau thermale.

Premier jour de l'arrivée. . . .		Repos. Bain tempéré.
Second jour . . .	Matin .	6 à 7 h. Deux verres en six fois, coupés.
		8 h. Petit déjeuner.
		9 h. Promenade.
		11 h. Dîner et promenade.
	Soir. .	4 à 5 h. Deux verres d'eau comme le matin, promenade.
		6 à 7 h. Souper, promenade.
Troisième jour. .	Matin .	6 à 7 h. Trois verres en six fois.
		8 h. Déjeuner et promenade.
		11 h. Dîner et promenade.
	Soir. .	4 à 5 h. Trois verres en six fois et bain de 20 à 25° de 15 à 50 minutes, séjour au lit de demi-heure.
		6 à 8 h. Souper et promenade.

Quatrième jour..	Matin.	6 à 7 h. Cinq verres en six fois.
		8 h. Déjeuner et promenade.
		11 h. Dîner et promenade.
	Soir...	4 à 5 h. Cinq verres, douches sur la poitrine de 10 minutes, séjour au lit.
		6 à 8 h. Souper et promenade.
Cinquième jour..	Matin.	6 à 7 h. Six verres, et douches de 10 minutes; se mettre au lit pour suer.
		8 h. Déjeuner, promenade.
		11 h. Dîner et promenade.
	Soir...	4 à 5 h. Six verres et douches, ou bien étuves quand c'est nécessaire, séjour au lit.
		6 à 8 h. Souper et promenade.

Il en est de même pour tout le temps de son séjour aux eaux, avec cette différence qu'il faut prendre deux douches par jour, si on n'a pas besoin de recourir aux étuves, et que tous les deux jours on prend un bain entier dans l'après-midi, qui remplace les douches, et l'on se met au lit pendant une demi-heure. Une autre recommandation, c'est que le jour du départ il faudrait ne boire que quelques verres d'eau, sans prendre ni bains, ni douches, ni étuves, et se bien vêtir en route; car, traversant des montagnes très-froides, on risquerait de perdre tout le fruit des eaux si l'on venait à prendre froid, ce qui arrive d'autant plus facilement que l'on a pris une sensibilité plus grande par l'élévation de température que l'on a éprouvée durant le séjour à Saint-Laurent.

Tous ces petits détails paraissent inutiles, et plusieurs peut-être les trouveront ridicules. Mais tous ceux qui, pour la première fois, se rendent aux eaux, seront bien aises de pouvoir connaître tout ce qu'il faut faire sans paraître ridicules en le demandant à ses voisins, pour qui c'est une habitude depuis long-temps. Ce n'est qu'en se conformant rigoureusement à tous ces petits riens que l'on guérit le plus souvent, et beaucoup s'en retournent plus malades qu'auparavant pour avoir voulu écouter et suivre leurs caprices.

Suites de luxations et fractures, etc., etc.

Si les eaux de Saint-Laurent produisent de bons résultats dans les affections graves de la poitrine, leur action n'est pas moins salutaire à la suite des luxations, des fractures, des entorses, des blessures et coups dans la continuité des membres. Leur influence ici est certaine; il n'est pas de malades qui ne soient guéris entièrement, à moins de désordres très-graves; car il n'est pas donné de rétablir ce qui a été détruit.

A la suite des fractures, il reste souvent une raideur dans tout le membre et dans le jeu des articulations; le membre est très-souvent plus volumineux par suite de l'engorgement des lymphatiques; quelquefois même les articulations sont si raides, qu'il semblerait craindre une ankylose. Dans les entorses, malgré tous les soins, il reste toujours un empâtement articulaire, les mouvements sont gênés, et si c'est la cheville ou le genou, le malade marche avec beaucoup de peine. Il en est de même à la suite des coups dans la continuité des membres, ou d'une pression forcée des muscles. Dans ces cas, tous les malades sont guéris, après un court usage des eaux de Saint-Laurent. Les observations de ce genre ne manquent pas. Je n'en citerai que deux parmi toutes celles que j'ai pu constater. Le premier est un cas de fracture de la rotule. A la suite de cette fracture, dont la réunion exacte est très-difficile à obtenir, il reste toujours une gêne dans les mouvements du genou, gêne qui devient très-considérable dans certains mouvements plus particulièrement que dans d'autres.

G*** M***, 39 ans, en mai 1840 se brisa transversalement la rotule gauche en descendant un escalier. La fracture fut traitée par les appareils ordinaires. Après soixante jours, la consolidation fut complète, mais les mouvements du genou étaient impossibles; la malade tenait la jambe raide. Malgré les manœuvres répétées pour rétablir le jeu de l'articulation, on n'obtint qu'un peu plus de facilité dans les mouvements. Elle fut aux eaux, où elle resta quinze jours, et elle descendit, marchant à peu de chose près comme auparavant, et dans trois mois elle fut parfaitement guérie; aujourd'hui, elle marche bien d'à-plomb et sans gêne, et personne ne se douterait qu'elle s'est fracturé la rotule.

Le second est une fracture grave du bras: il est remarquable, en ce sens que la guérison fut très-rapide, et qu'il ne resta pas la moindre gêne dans les mouvements du membre. Au mois de juin 1840, B*** P***, d'Aubenas, voiturier, se laissa tomber de sa charrette, portant près de quatre mille kilogrammes. La roue lui rasa la partie latérale droite de la tête, passa sur l'épaule et le bras du même côté, fractura l'humérus à sa partie moyenne. L'impression de la bande de fer et des clous se reconnaissait parfaitement sur l'épaule et le bras. Appelé immédiatement, je reconnus la fracture, mais je ne pus distinguer s'il y avait plusieurs fragments; je fis une saignée, et je plaçai un appareil pour qu'une irrigation continuelle d'eau froide tombât sur l'épaule et le bras. Il n'y eut pas de réaction; le membre devint très volumineux; mais la chaleur était modérée par l'eau qui tombait continuellement. Au bout de huit jours, je plaçai l'appareil inamovible, et trente jours après, je pus l'enlever; la consolidation était parfaite; mais les mouvements de l'épaule et du bras étaient très-gênés. Le malade fut à Saint-Laurent, et dix jours après l'usage des eaux thermales, il lui semblait que jamais son bras n'avait été malade : depuis lors, il mène sa charrette, et le bras ne lui fait jamais défaut. Ce fait prouve seulement que l'usage des eaux de Saint-Laurent, immédiatement après la formation du cal ou sa consolidation, avance de plus de deux mois la liberté des mouvements des membres fracturés, consolide pour longtemps la guérison, et débarrasse pour toujours de ces douleurs opiniâtres que l'on y ressent pendant longtemps au moindre changement de température.

Il survient très-souvent des raideurs et contractures des membres à la suite d'abcès multiples développés dans ces parties. Sans cause connue un léger furoncle se déclare dans une partie quelconque d'un membre; ce furoncle est d'un rouge vif et très-douloureux, il s'étend bientôt au loin; d'autres petits surviennent dans les environs, puis la suppuration se manifeste;

d'autres apparaissent encore et suppurent; quelquefois ils restent durs longtemps et disparaissent ainsi. Au bout d'un mois ou deux tout cesse, le membre est raide, contourné; les mouvements sont très-douloureux et quelquefois impossibles. Dans ces cas, l'usage des eaux de Saint Laurent pendant une quinzaine de jours suffit pour rendre les mouvements faciles, étendus : sous leur influence, la tension et la raideur du membre cessent, et le malade est parfaitement guéri ; au lieu que s'il s'abandonne aux seules ressources de la nature, rarement il reprend de la force et les mouvements.

Ici l'usage des eaux est bien simple, pas d'étuve, pas de boissons : les bains et les douches suffisent, et tous les jours on se conduit de la même manière. Le matin de 6 à 10 heures, un bain tempéré, puis une douche de demi-heure sur le membre malade; après on le recouvre d'une flanelle, et l'on agit ensuite suivant ses caprices. Le soir, même bain, même douche. Si cependant c'étaient les membres inférieurs ou les reins qui fussent le siége du mal, il faudrait après la douche se mettre au lit, et tous les jours faire un peu d'exercice le matin et le soir, en allant progressivement à mesure que l'amélioration se ferait sentir. Quant à la nourriture, on fera comme si on n'était pas malade : il est toujours bon cependant d'être sobre à table et de ne pas faire abus de liqueurs ni de boissons excitantes.

Rhumatismes.

Le rhumatisme, suivant qu'il attaque telle ou telle partie, reçoit des noms différents : il y a le rhumatisme articulaire, quand ce sont les articulations qui sont prises ; rhumatisme musculaire, quand ce sont les muscles ; lumbago, quand la douleur est fixe dans les lombes ; pleurodynie, quand les muscles de la poitrine sont le siége du mal (l'asthme est souvent produit par le rhumatisme fixé dans les muscles qui président aux fonctions respiratoires). Certaines céphalalgies opiniâtres, certaines douleurs vagues et très-souffrantes fixes dans telle ou telle partie du corps, quelques cas de coliques intestinales revenant par intervalles et sans causes connues, sont dus au principe rhumatismal.

Toutes cés diverses affections peuvent se présenter à l'état aigu: la douleur fixée dans les articulations ou ailleurs est violente, il y a fièvre intérieure, agitation et séjour au lit pour quelques jours, puis le calme revient, et le malade peut se lever, conservant presque toujours des douleurs assez inquiétantes et quelquefois un engorgement assez douloureux de la partie malade.

Outre que les personnes qui ont eu des rhumatismes conservent toujours des douleurs plus ou moins fatigantes, elles ont encore la pénible perspective de se voir à la moindre occasion pris de rhumatisme à l'état aigu, et tenir le lit pendant plus ou moins de temps au milieu des douleurs les plus intolérables. C'est à faire disparaître cette prédisposition, ainsi que les accidents du rhumatisme, tels que douleurs vagues, engorgement articulaire, que les eaux de Saint-Laurent contribuent d'une manière si efficace.

Le succès est certain dans la convalescence du rhumatisme aigu, ainsi que dans le rhumatisme bénin: la guérison est d'autant plus assurée que la maladie est plus récente : aussi, que ceux qui ont eu une première atteinte de rhumatisme, ne négligent pas de prendre les eaux pendant deux ou trois ans de suite, bien qu'ils aient été guéris entièrement la première année ; qu'ils n'attendent pas une seconde atteinte, ni que des douleurs vagues et des engorgements articulaires viennent le leur rappeler. J'ai vu un assez grand nombre de malades qui, après des rhumatismes aigus ou chroniques, n'ont vu passer les engorgements articulaires et les douleurs plus ou moins tenaces que par l'usage prolongé des bains thermaux. J'ai vu aussi plusieurs personnes, au début d'un rhumatisme dont la marche lente avait fini par envahir toutes les articulations et par les forcer à tenir le lit, se faire transporter à Saint-Laurent, et dans dix jours en descendre parfaitement guéris.

R****, âgé de 35 ans, taille moyenne, tempérament sanguin, à la suite de fatigues et de longues marches, fut pris d'une douleur aiguë au genou droit ; pendant huit jours cette douleur ne l'empêchait pas de fatiguer, mais elle augmenta au point qu'il ne pouvait marcher qu'avec assez de peine ; le quinzième jour, le genou gauche fut pris, puis successivement, les chevilles, les hanches, et même les épaules ; alors il fut forcé de tenir la chambre, et de garder le lit une grande partie de la journée. Par mes conseils, il se fit transporter à Saint-Laurent vers la fin de juillet ; il n'y resta que douze jours, et descendit parfaitement rétabli. Depuis lors il n'a rien ressenti, et s'est livré à ses occupations comme auparavant, et a fatigué plus que jamais. Voilà un cas qui a été guéri sans aucun doute par les eaux de Saint-Laurent, car un rhumatisme ne passe pas si vite. Ce fait prouve donc que si on peut se rendre aux eaux, même quand on est atteint d'une pareille maladie à l'état aigu, on est sûr d'être rapidement et entièrement guéri. Il est d'observation que tous ceux dont la convalescence de douleurs rhumatismales coïncide avec la saison des eaux, et qui s'y rendent, sont bien plutôt soulagés et mieux guéris que ceux qui, malades dans les mois de décembre, janvier et février, sont obligés d'attendre trois ou quatre mois sans pouvoir se procurer une telle ressource, et encore, que de soins, que de précautions, ne faut-il pas prendre pour en retirer de bons résultats !

Peu de goutteux viennent chercher à Saint-Laurent un remède à leur souffrance. Cependant quelques faits bien constatés ne peuvent mettre en doute leur efficacité. Tous les goutteux qui viennent prendre les bains, s'en retournent soulagés, et l'année d'après, leurs accès sont plus rares et bien moins violents. Si la goutte est chronique et sans élément inflammatoire, l'usage des eaux peut retarder les accès pendant des années entières.

La meilleure méthode de traitement dans la goutte et

dans les rhumatismes, débarrassés ou non des éléments morbides qui peuvent les compliquer, consiste à provoquer la transpiration cutanée ou les évacuations intestinales: c'est à produire l'un ou l'autre de ces deux résultats que doit tendre le vrai praticien. Dans tous les cas, ces deux terminaisons se présentent toujours, tantôt toutes les deux à la fois, tantôt une seule séparément, quel que soit le traitement que l'on ait employé, car aujourd'hui chacun donne son procédé pour la cure prompte et définitive de cette maladie; ces procédés sont plus ou moins différents, tant dans la manière de les employer que dans leur action particulière, et cependant chacun produit des cures, d'après les différents rapports qui tour à tour trouvent place dans les revues périodiques; mais si l'on examine bien le fait en lui-même et que l'on se rende compte de tout, on verra qu'à diverses époques de la maladie, il y a toujours une transpiration plus ou moins abondante, ou des selles plus ou moins copieuses et répétées. Rien ne peut mieux produire ces deux résultats que les eaux thermales, prises en boisson, bains, étuves et en douches externes, pour produire la transpiration, et en douches internes quand on veut agir sur le tube intestinal. Les eaux de Saint-Laurent ont, comme beaucoup d'autres eaux thermales mieux courues, des propriétés thérapeutiques incontestables; mais, comme partout, il est certaine manière de les employer qui procurent de bien plus heureux résultats que si l'on suivait la même marche dans toutes les maladies différentes. Ainsi, puisque pour guérir des douleurs rhumatismales, il faut provoquer la transpiration, on doit, en prenant les eaux, suivre les procédés les plus propres à obtenir ce résultat. La transpiration doit être amenée progressivement; il ne faut pas forcer la nature à prendre la route qu'elle suit ordinairement quand la guérison a lieu par sa seule puissance. On peut bien quelquefois guérir, et même promptement, en produisant la transpiration dès le début de la maladie, mais le plus souvent on n'éprouve que de l'exacerbation, ou bien une amélioration momentanée, en conservant pour longtemps une susceptibilité plus grande à contracter de nouveaux rhumatismes.

Outre la transpiration, je conseillerais de prendre des douches internes par le rectum, afin de provoquer aussi une révulsion sur le tube intestinal, et je suis certain que toujours, en faisant marcher de pair ces deux actions thérapeutiques, on obtiendrait des résultats auxquels on ne se serait pas attendu.

Voici la règle à suivre en pareille circonstance : le premier jour de l'arrivée, le repos est nécessaire. Le second jour, le matin à six heures, on prend un bain de vingt cinq degrés; puis on va se mettre au lit une heure, pendant laquelle on boit trois verres d'eau chaude minérale coupée ou non ; on se couvre bien et l'on attend la transpiration. Le soir, de quatre à cinq heures, second bain à la même température, et demi-heure de séjour au lit; eau minérale en boisson. Le second jour, même conduite, seulement que la température du bain sera de vingt-huit à trente degrés. Le troisième jour, au sortir du bain, dont la température sera de trente-cinq degrés, on entrera cinq minutes dans l'étuve pour se mettre immédiatement au lit. Le soir on se douchera une demi-heure toutes les articulations engorgées et les parties où les douleurs sont les plus vives; puis on prendra le bain. Si ces moyens suffisent pour amener la transpiration, on n'augmente ni la température du bain, ni le nombre et la durée des douches. Si la transpiration ne survenait pas, on pousserait la température jusqu'à trente-cinq degrés, mais on n'y resterait pas longtemps : il en serait de même des étuves et des douches; seulement qu'une fois dans le lit, on boirait l'eau plus chaude et et en plus grande quantité, et l'on se couvrirait davantage. Pour les douches en lavement, à partir du troisième jour on en prendrait plusieurs le matin, de cinq à six heures; puis on prendrait le bain, et l'on se mettrait dans l'étuve et dans le lit immédiatement après. Il suffit de prendre les douches internes tous les jours ou tous les deux jours pour produire sur le tube intestinal tout l'effet désirable.

Premier jour de l'arrivée.		Repos. Bain tempéré.
Second jour . . .	Matin.	6 à 7 h., bain à 25 degrés, puis séjour au lit d'une heure, trois verres de boisson en six fois; léger déjeuner, promenade et dîner immédiatement après.
	Soir . .	Après dîner, promenade de 4 à 5 h., bain à 25 ou 30°, séjour au lit; boisson, trois verres.
Troisième jour. .	Matin.	6 à 7 h., bain de 25 à 30°, séjour au lit; trois verres en boisson, idem.
	Soir . .	De 4 à 5 h., bain de 30 à 35°, séjour au lit; boisson, quatre verres.
Quatrième jour .	Matin.	6 à 7 h., bain à 35°, étuve de six minutes; séjour au lit; boisson.
	Soir . .	4 à 5 h., douches de 25 minutes sur les parties douloureuses; après bain de 35°, séjour au lit.

Cinquième jour.	Matin. De 6 à 7 h., douches en lavements, bain de 30', séjour au lit. Soir. . De 4 à 5 h., douches en lavements, bain, séjour au lit.
Sixième jour. . .	Matin. Comme le quatrième jour. Soir . . Comme le quatrième jour.
Septième jour . .	Comme le cinquième.
Huitième jour . .	Comme le quatrième et sixième.
Neuvième jour. .	Comme le cinquième et septième.

Ainsi de suite, jusqu'à ce que l'on juge à propos de partir.

Paralysie.

La paralysie est la perte ou la diminution du sentiment ou du mouvement. Tous les organes qui sont sous la dépendance entière ou en partie de la volonté, sont susceptibles d'être paralysés. La paralysie, quelques fois, n'attaque que le sentiment, d'autres fois, le mouvement seul. La perte de l'une ou de ces deux facultés n'est pas toujours entière, alors la paralysie est dite incomplète. Outre les membres inférieurs et supérieurs que la paralysie attaque le plus souvent, la vessie, le rectum et l'œsophage peuvent se paralyser et donner lieu à des infirmités bien désagréables et qui font le tourment de ceux qui en sont atteints.

Quand les bras et les jambes sont atteints, on lui donne le nom de paralysie générale; on l'appelle hémiplégie quand elle ne frappe qu'une moitié du corps, paraplégie quand ce sont les membres inférieurs, paralysie croisée si elle se fixe sur un membre supérieur et inférieur de côté opposés. S'il n'y a qu'un seul organe d'affecté, on la désigne sous le nom de paralysie partielle.

Il y a donc, d'après ce qui précède, deux grandes

classes de paralysies : les paralysies du mouvement, qui sont, 1° la paralysie générale ; 2° l'hémiplégie ; 3° la paraplégie ; 4° la paralysie croisée ; 5° les paralysies locales (paralysie de la langue (1), du larynx (2), de la paupière supérieure (3), du deltoïde (4), du grand dentelé, du pharynx (5), de l'œsophage (6), du sphincter de l'anus, du rectum (7), de la vessie (8).) Les paralysies du sentiment : 1° paralysie de la rétine (9) ; 2° paralysie de l'ouïe (10) ; 3° paralysie de l'odorat (11) ; 4° la paralysie du goût (12) ; 5° la paralysie du tact dans diverses parties de la peau (13). Quelles que soient les causes diverses de la paralysie, elles sont toutes dues, soit à une altération plus ou moins profonde des organes encéphalo-rachidiens, tant dans leur organisation que dans leurs fonctions vitales, ou bien à une lésion particulière de l'organe paralysé, lésion qui ar-

(1) Immobilité de la langue, parole incomplète.

(2) Mouvement de la langue, parole pénible et nulle quelquefois.

(3) Impossibilité de la relever complétement.

(4) Mouvement de l'épaule presque nul, accident fréquent après la luxation et contusion de l'épaule.

(5) Difficulté d'avaler.

(6) Chute du liquide comme dans une bouteille.

(7) Impossibilité de retenir les matières fécales.

(8) Ecoulement continuel de l'urine, maladie commune dans le jeune âge, et qui est dû à la faiblesse générale du sujet, et en particulier de cet organe.

(9) Cécité, goutte sereine.

(10) Surdité.

(11) Perte du sentiment des odeurs entièrement, ou de quelques-unes en particulier.

(12) Tous les corps mis sur la langue ne produisent aucune sensation.

(13) Bien que cette partie touche quelque objet, elle n'en a pas la sensation.

rête l'influence nerveuse nécessaire au parfait accomplissement de ses fonctions. Cette explication nous suffit dans cet article, car l'essentiel pour ceux qui liront ce livre, c'est de pouvoir tout d'abord reconnaître la maladie qui réclame l'usage des eaux thermales de Saint-Laurent.

Certaines paralysies sont cependant dues à la présence des vers intestinaux, et encore, dans ce cas, l'influence n'est pas directe, car les vers, en irritant les intestins, doivent nécessairement produire sur les organes encéphalo-rachidiens l'influence nécessaire à la production de la paralysie.

Dans le traitement des paralysies il y a deux choses importantes à considérer : la cause de la paralysie et son effet, ou la paralysie proprement dite; il faut d'abord attaquer la cause qui, une fois détruite, fait disparaître en partie la paralysie. Si cette cause est le résultat d'une congestion encéphalo-rachidienne, il n'est pas prudent d'avoir recours aux eaux de Saint-Laurent. Il y a toujours congestion quand la paralysie est venue à la suite d'une apoplexie (un coup de sang), d'une blessure à la tête ou bien d'une tumeur dans le cerveau. Mais quand il ne s'agit que de faire disparaître la paralysie elle-même, les eaux de Saint-Laurent sont d'un puissant secours, et encore, dans ce cas, faut-il se contenter de ne prendre absolument que des douches sur les parties paralysées et sur le long de la colonne vertébrale (1); ainsi que tous les deux jours

(1) Cependant tous les paralytiques prennent des bains à une haute température, et beaucoup sont guéris et d'autres soulagés ; mais il y en a

des douches internes, afin de porter une certaine excitation sur le tube intestinal. En général, les bains, surtout à une température un peu élevée, sont nuisibles, car, qu'arrive-t-il quand on est dans un bain chaud et qu'on y reste trop longtemps? la peau prend la température de l'eau, elle se dilate, les vaisseaux prennent une capacité plus grande, le sang prend du calorique, augmente de volume et favorise ainsi les congestions cérébrales, car le sang y arrive en plus grande quantité d'abord et sous un volume plus grand. C'est surtout dans la paralysie des membres supérieurs et

beaucoup aussi qui, de retour chez eux, se trouvent pris d'une paralysie complète, au lieu qu'ils n'en avaient qu'une incomplète (*). Ainsi, en thèse générale, les bains chauds sont nuisibles, les douches suffisent toujours, et ce n'est qu'en dernier lieu qu'on doit y avoir recours quand l'amélioration n'arrive pas; car alors les bains peuvent réveiller le cerveau, dont l'insensibilité seule entretient la paralysie. Les succès que l'on ne peut nier, malgré l'usage des bains chauds, tiennent à cette cause, et leur innocuité, à cette circonstance que Saint-Laurent, par sa position élevée et sa température basse pour la saison, prédispose peu aux congestions cérébrales.

(*) Le fait suivant est bien de nature à donner quelque crainte :

P*** L***, âgé de 67 ans, d'une haute taille, tempérament sanguin, aux formes athlétiques, ressentit dans le mois de juin des douleurs dans le bras gauche, avec difficulté dans les mouvements. Au mois de juillet, il fut à Saint-Laurent sans l'avis de personne; il n'y resta que six jours, car les bains augmentaient sa douleur. Revenu chez lui, au bout de deux jours, le bras gauche fut entièrement paralysé et la jambe droite devint lourde, douloureuse et incapable de soutenir le corps. Il ne fut guéri qu'au bout de 25 jours par les moyens ordinaires. Un an après, il éprouva des étourdissements tels qu'il ne pouvait marcher seul, et qu'un séton à la nuque fit disparaître en quelques jours. Il ne va plus à Saint-Laurent, mais bien à Vals, dont les eaux, comme purgatives, éloignent jusqu'ici les attaques.

inférieurs, suite d'attaque d'apoplexie, qu'il faut se méfier; mais dans la paralysie, suite de coups directs sur l'organe malade ou sur la moelle épinière avec paralysie d'organes dont la position de la blessure rend parfaitement compte, son action est puissante, et faut-il encore que la cause ait disparu, du moins quant à son éat de congestion (1).

Vers la fin de 1839, M. A***, âgé de 28 ans, belle taille et fort robuste, se trouve écrasé par une voiture qui se renversa sur son dos; outre les fractures des côtes il eut un déplacement de la treizième vertèbre dorsale, et le troisième jour seulement se déclare la paralysie des membres inférieurs, de la vessie, et de l'intestin rectum. Tous les soins lui furent prodigués, saignées, sangsues, diète; plus tard, cautères sur le dos et usage du camphre, injections émollientes dans la

(1) Il est un genre de paralysie, suite d'affection de la moelle épinière, caractérisé par de la raideur d'abord, puis par de la faiblesse et même ensuite par l'impossibilité de mouvoir les membres supérieurs et inférieurs; dans ces cas, tout le tronc, excepté la tête, peut offrir un certain degré de paralysie, ou bien la partie inférieure seule peut être affectée. Si c'est la partie supérieure du tronc qui est malade, il y a difficulté dans la parole, enrouement et une gêne dans les mouvements respiratoires; les bras conservent bien leurs mouvements la plupart du temps, mais ils n'ont aucune force pour s'appuyer ni pour saisir les objets : les malades ne peuvent s'habiller, à table il faut les servir comme des enfants : l'estomac même se ressent un peu de cette influence, car de temps en temps il survient des vomissements abondants, sans autres dérangements dans l'économie; il y a surtout de la raideur dans la colonne vertébrale, ce qui rend la marche pénible, mal assurée, bien que les membres inférieurs ne soient pas malades. Quand la partie inférieure est attaquée, les bras sont libres, mais les jambes sont faibles et ne peuvent supporter le corps; la vessie, le rectum sont paralysés; les urines s'échappent involontairement, ainsi que les matières fécales.

vessie; au bout de cinquante jours il urinait seul et retenait les lavements par intervalles; dans le lit il remuait un peu les jambes; quinze jours après il fut transporté à Saint-Laurent, et au bout de huit jours il marchait avec des béquilles. Quand il descendit, il pouvait, en s'appuyant sur les meubles, marcher dans sa chambre; trois mois après il se trouvait en état de vaquer à ses occupations, et depuis lors la guérison ne s'est pas démentie, seulement il lui est resté une déformation de la colonne vertébrale, et une insensibilité de la pointe des pieds, qui a disparu, je pense.

D. S., âgé de 48 ans, eut, à la suite d'une légère apoplexie qui ne le retint que deux jours au lit, une paralysie de la jambe droite et du bras gauche. Il y avait trois mois qu'il ne pouvait marcher ni se servir de son bras; il fut à Saint-Laurent, prit deux bains seulement, mais fit un grand nombre de douches sur les membres malades: au bout de dix jours il fut complétement guéri, et depuis plus de dix ans il n'a pas éprouvé la moindre gêne dans les mouvements du bras ni de la jambe.

Il est inutile d'entrer dans de plus longs détails sur les divers cas de paralysie, vu qu'il existe en France d'autres sources thermales d'une efficacité bien plus grande pour les guérir; seulement je pourrais faire observer que ceux qui ne veulent se rendre ailleurs, doivent, de préférence, employer les douches sur les membres paralysés et surtout sur le trajet de la colonne vertébrale, faire usage tous les deux jours des douches en lavement, ne prendre les bains entiers qu'à une faible température; en dernier lieu, si la paralysie résistait, on pourrait en prendre quelques-uns à une haute température. C'est dans ces cas surtout que les malades doivent tenir un régime sévère : sobriété à table et dans tous les plaisirs, se priver entièrement de toutes sortes de liqueurs et de café, éviter surtout l'exposition au soleil et les émotions trop fortes.

Bien que dans un grand nombre d'autres paralysies on pût en tirer un certain bien, ces cas se rencontrent si rarement, qu'il n'y a rien de certain à cet égard; nous conseillerons cependant à ceux qui en sont atteints d'en essayer, en suivant l'avis d'un médecin pour régler leur usage; nous avons d'ailleurs l'assurance que dans les paralysies du rectum et de la vessie, les bains de siége à une température élevée, les douches sur la colonne épinière, les injections (1) d'eau thermale dans la vessie et dans le rectum, suivant les cas déterminés, les eaux de Saint-Laurent amèneraient d'heureux résultats, surtout si on les aidait par les moyens conseillés dans ces sortes de cas.

Dans la paralysie du deltoïde et du grand dentelé, muscles moteurs du moignon de l'épaule, ainsi que dans la paralysie du tact, de quelque partie de la peau que ce soit, les douches avec frictions répétées sur ces parties devraient aussi indubitablement procurer une

(1) Rien de plus facile que de faire des injections dans la vessie. On prend une sonde en argent ou en gomme, qu'on introduit dans la vessie; avec une petite seringue, on pousse près de quatre ou cinq onces d'eau, et même davantage. Au bout de cinq minutes, on laisse couler par la sonde, préalablement bouchée avec le doigt, et l'on revient à la charge quatre ou cinq fois pendant le temps que l'on prend le bain.

amélioration prononcée et souvent une guérison complète.

Maladies de la peau.

Dans toutes les maladies chroniques de la peau, excepté cependant dans les altérations de son pigment et de ses follicules (1), les eaux de Saint-Laurent sont d'une grande ressource; surtout dans la gale, les dartres avec ou sans plaies, les plaies anciennes, les syphilides, le prurigo ou démangeaison de la peau en général, ou d'une partie en particulier. Tous les ans un grand nombre de malades pareils se rendent à Saint-Laurent, et tous en reviennent guéris ou notablement soulagés.

Les syphilides si communes de nos jours, et dont se trouvent atteints un grand nombre de personnes de mœurs irréprochables, parce que leur développement tient à des causes ignorées ou à la transmission par voie d'hérédité, que les traitements les mieux combinés n'ont pu que faiblement améliorer, ne trouvent leur guérison que dans l'usage prolongé des bains de Saint-Laurent (2).

Il est une foule d'observations de gales récentes ou

(1) Lentigo, taches de rousseur mélanèse de la peau, éphélides hépatiques (tannés).

(2) Les douleurs ostéocopes dépendant d'une cause syphilitique, et que des traitements prolongés n'ont pas guéries, disparaissent comme par enchantement au bout d'une quinzaine de bains, et finissent par cesser entièrement, et pour toujours, si on en prend de trente à quarante, et cela dans l'espace d'un mois, au moins.

invétérées qui sont guéries au bout de sept à huit bains. Il en est de même pour les dartres et les plaies anciennes, fistuleuses ou non; mais ici, cependant, il y en a beaucoup qui n'obtiennent que du soulagement. La cause en est que les malades perdent patience, et qu'après neuf bains ils partent guéris ou non, au lieu qu'ils devraient continuer plus longtemps, redoubler de zèle et de persévérance, et ne partir que quand ils obtiennent un soulagement bien prononcé. Il ne faut pas non plus, dans les cas rebelles, négliger les moyens ordinaires : leurs effets sont d'autant plus efficaces alors qu'ils sont favorisés par l'action des eaux thermales.

La manière de prendre les eaux dans tous les cas ci-désignés, consiste à prendre les bains à une température élevée, puis aller se mettre au lit, et favoriser la transpiration en se couvrant bien et buvant quatre ou cinq verres d'eau minérale, que l'on coupe avec un sirop sudorifique pour les cas de syphilides ou de plaies et dartres invétérées. Dans ces cas surtout, il faut se tenir bien propre; il faut être sévère, ne manger que de la bonne viande et des végétaux frais, et rien de ce qui peut être irritant, tels que fritures, salaisons, crudités, mets fermentés; toute la boisson doi consister dans un peu de vin mêlé à l'eau de source.

Maladies scrofuleuses.

Trois distinctions importantes doivent être faites dans les maladies dites scrofuleuses : 1° le tempérament scrofuleux ou cachexie scrofuleuse; 2° les lésions organiques, conséquences du tempérament scrofuleux ; 3° la désorganisation scrofuleuse se développant accidentellement chez les personnes d'un tempérament différent. Dans la cachexie scrofuleuse, toute l'économie est viciée, tous les matériaux qui la composent sont de mauvaise qualité : l'individu a la peau blanche, les chairs flasques et mollasses ; son naturel est mou ordinairement ; le cou est gros et court ; les mâchoires fort larges ; les dents rangées irrégulièrement ; la mâchoire inférieure dépasse quelquefois la supérieure, et constitue le menton de galoche ; la tête, surtout dans sa partie postérieure, est plus grosse relativement aux autres parties du corps ; les cheveux sont blonds le plus souvent. Le visage est bouffi ; la peau en est fine, blanche, transparente, et ridée légèrement ; la couleur des yeux est bleue : ils sont chassieux la plupart du temps ; le nez devient de temps en temps gonflé, rouge et luisant, ainsi que la lèvre supérieure qui est toujours plus épaisse, surtout chez les jeunes filles ; le bas-ventre est ordinairement un peu plus développé qu'à l'ordinaire. Les personnes qui offrent un pareil tempérament ne sont pas encore malades ; mais il suffit des causes les plus légères au développement des scrofules, pour voir successivement tous les tissus se désorganiser, toutes les sécrétions s'altérer, les organes marcher un à un à leur destruction, et amener la mort si l'on n'y porte remède.

Le plus souvent cependant la mort n'a pas lieu ; mais il reste toujours des cicatrices indélébiles, cachet d'une mauvaise organisation que l'on transmet inévitablement à sa postérité. Outre ces désorganisations, conséquences d'une constitution viciée, il se manifeste quelquefois des lésions pareilles chez des individus bien organisés d'ailleurs, quand, par certaines circonstances, ils se trouvent exposés pendant plus ou moins de temps aux causes productrices et déterminantes de la cachexie scrofuleuse.

La cachexie scrofuleuse, dans sa marche désorganisatrice, attaque d'abord le système ganglionnaire; les glandes du cou s'engorgent les premières, puis celles de l'aisselle et du bras, celles des aines, du jarret, les glandes bronchites et abdominales, et détermine, en poursuivant sa marche, des tubercules dans les organes pulmonaires. Les glandes augmentent d'abord de volume; elles sont plus ou moins douloureuses, déterminent une légère inflammation de la peau, et disparaissent ou bien s'enflamment réellement, et arrivent à la suppuration, qui, après avoir duré assez longtemps, se tarit enfin et laisse des cicatrices caractéristiques qui ne laissent aucun doute sur la nature de la maladie. Les ganglions bronchiques et pulmonaires, en se développant et arrivant à la suppuration, déterminent la phthisie pulmonaire. Quand ce sont les ganglions mésentériques qui sont pris, l'abdomen devient volumineux, tendu; l'amaigrissement ne tarde pas à survenir; le malade est dit atteint du carreau. Après le système ganglionnaire vient ensuite le système cutané; la peau se couvre de boutons dits scrofuleux qui s'ouvrent, donnent issue à un pus jaunâtre, fétide, et laissent des plaies à bords fongeux, rougeâtres, et quelquefois à des croûtes jaunâtres, épaisses, de dessous lesquelles une suppuration continuelle s'écoule ; quand on fait tomber les croûtes, la peau est lisse, rouge, comme persillée, et dans quelques jours de nouvelles croûtes plus épaisses couvrent encore la partie. Le système osseux s'altère aussi ; les os sont affectés dans leur continuité et constituent la carie, la nécrose, les divisions dans leur extrémité articulaire (tumeurs blanches, *spina-bifida*). La colonne vertébrale, quand elle est le siége de la désorganisation, constitue le rachitisme et donne naissance à une foule de difformités bien désagréables.

Les yeux sont souvent les parties que la cachexie scrofuleuse choisit de préférence. Toutes les parties de l'œil peuvent être malades; mais c'est principalement sur les paupières, les conjonctives, la sclérotique et les voies lacrymales que s'observent les plus grands désordres; et, dans ces cas, on ne croirait jamais que de pareilles altérations puissent se dissiper au point que la vue, quoique un peu faible, est encore plus que suffisante pour subvenir à tous les besoins. Tous les organes enfin peuvent être successivement atteints et offrir des lésions plus ou moins graves.

La cachexie scrofuleuse et les lésions qui en sont la conséquence ne se développent que par le séjour habituel dans un climat froid et humide, et dans un lieu dont l'air n'est pas renouvelé et privé de l'influence du soleil; toute personne qui se trouvera ainsi exposée, contractera inévitablement les scrofules. La malpropreté et la mauvaise nourriture sont encore des causes puissantes de scrofules; mais elles seules ne suffisent pas à leur production.

Les eaux de Saint-Laurent n'ont pas d'action spéciale sur la maladie scrofuleuse; elles ne peuvent tout au plus que favoriser la résolution des engorgements glandulaires et articulaires qui en sont les suites. Cependant, tous les scrofuleux qui se rendent à Saint-Laurent guérissent ou éprouvent de grandes améliorations: cela se conçoit, car, à Saint-Laurent, ces malades se trouvent dans les conditions hygiéniques les plus favorables; air sec et pur, lumière vive, chaleur de l'atmosphère ne dépassant par 25 degrés Réaumur, nourriture saine et abondante. Le séjour dans un pareil lieu suffit pour obtenir une amélioration rapide et une guérison assurée; et les eaux, par un surcroît d'activité qu'elles impriment à toute l'économie, rendent l'amélioration plus certaine et plus stable. Aussi, ne serait-ce que par la nature de son climat, nous conseillons à tous les scrofuleux qui ne peuvent cependant se rendre ailleurs, de venir à Saint-Laurent : ils sont sûrs d'en obtenir de l'amélioration; mais il faut y passer au moins la moitié de la saison, car, huit à neuf jours, comme on y reste ordinairement, ne peuvent pas changer la nature des matériaux d'une constitution viciée si profondément.

La manière de faire usage des eaux dans les maladies scrofuleuses est fort simple, il suffit de prendre tous les jours un bain ou deux à la température de vingt-cinq à trente degrés. S'il y a tumeur, plaie, engorgement quelconque, de faire tomber les douches sur ces parties, et, durant la journée ou la uuit, y tenir un linge mouillé d'eau minérale à une haute température. Continuer ainsi pendant un mois ou plus si l'on veut en obtenir une amélioration durable.

La nourriture doit être bonne, substantielle, et consister principalement en bonne viande rôtie, s'abstenir de toute salaison et de toutes sortes de fécules, tels que pois, fèves, haricots.

Pour son logement, il est de toute importance de choisir des appartements bien éclairés, bien aérés, secs et un peu élevés, redoubler de soins pour la propreté intérieure et pour ses vêtements.

Il est indispensable aussi de se donner du mouvement, de faire de l'exercice et de rester une partie de la journée dehors à se promener, ou s'amuser à des jeux qui demandent une certaine fatigue de tout le corps. Ce n'est qu'en remplissant toutes ces conditions que l'on peut voir revenir la santé sûre et durable.

Toutes les observations que l'on pourrait rappeler ne sont pas de grande valeur, d'abord parce que tous ceux qui viennent de Saint-Laurent rentrent chez eux, où rien n'est changé dans leurs habitudes et dans leurs habitations; aussi, la plupart voient leur maladie s'aggraver, d'autres guérissent et ne doivent leur guérison qu'aux changements opérés par la seule révolution de l'âge. L'âge seul guérit les scrofules; et, quels que soient les désordres, tout disparaît, ne laissant que des cicatrices ou des ankyloses : ce qui n'empêche pas de poursuivre sa carrière et d'arriver sans trop d'infirmités à un âge assez avancé. Quelquefois ils guérissent encore, lorsque plus grands ils ne font qu'un faible séjour dans leur habitation malsaine, et que toute la journée ils sont occupés aux travaux des champs.

Névralgies et Névroses.

Les névralgies sont caractérisées par des douleurs plus ou moins vives fixées dans certaines parties du corps et sur un trajet nerveux, se manifestant d'une manière régulière ou non.

Les névroses comprennent toutes les affections connues vulgairement sous le nom de maladies nerveuses.

Parmi les névralgies, il n'y a que les névralgies sciatiques et lombaires, la névralgie cérébrale ou hémicranie, la névralgie intercostale, névralgie épigastrique, principalement les névralgies des organes génito-urinaires et de l'anus, dans lesquelles les eaux de Saint-Laurent aient produit d'heureux résultats, surtout quand la maladie était de fraîche date. Tout le monde sait parfaitement ce qu'on entend par névralgie sciatique (sciatique), névralgie lombaire (mal aux reins), névralgie cérébrale (mal de tête, tic douloureux). Il n'en est pas de même de la névralgie intercostale, maladie très-commune, très-rebelle, et que le vulgaire attribue toujours à un déplacement des côtes (enfoncement des côtes, enfoncement d'estomac). Cette erreur, que le charlatanisme cupide entretient, est d'autant plus préjudiciable que les personnes qui en sont atteintes courent les individus de toute condition et de tout sexe qui ont la réputation d'avoir reçu du ciel le don spécial de guérir (comme si celui qui dispense des faveurs devait de préférence les accorder à ceux qui le renient et le blasphèment), et souffrent sans se plaindre qu'on serre et comprime la poitrine dans tous les sens, avec l'espoir d'être guéris; toujours leur espoir est trompé. Souvent même ces manœuvres imprudentes déterminent dans les organes pulmonaires des lésions telles, que la mort en est la triste conséquence. La névralgie intercostale est très-commune, et chez les femmes surtout, elle siége dans toute l'étendue de la poitrine, mais particulièrement entre la septième, huitième et neuvième côte, à leur insertion au sternum, et de là s'étend jusqu'au dos. La douleur est vive et se prolonge rapidement dans toute l'étendue du thorax et procure un peu de gêne dans la respiration.

Les névralgies de l'anus et des organes génito-urinaires sont encore très-communes, et sont caractérisées par un point douloureux dans ces parties ou par des picotements tels, qu'il semble qu'une étincelle de feu suit en tout sens l'organe affecté.

Pour tous ces cas, il suffit de prendre des bains entiers que l'on pousse à une haute température, mais surtout les douches sur la partie malade : on peut se dispenser des étuves. Cependant, dans la névralgie des organes génito-urinaires et de l'anus, je pense que l'exposition des parties à la vapeur qui s'exhale de l'eau thermale produirait de très-bons résultats. Pour cela, il suffirait de faire tomber dans un vase un courant d'eau chaude, de s'y asseoir dessus un certain temps. Vers la fin, lorsque la maladie résiste, ou bien qu'elle a disparu, il serait bon de placer un vésicatoire sur la partie malade ou à l'endroit le plus voisin ; l'action de ces révulsifs produirait un heureux changement, avec d'autant plus de raison que seul il suffit souvent pour faire disparaître ces maladies.

Parmi les cas nombreux de névroses dans lesquels les eaux de Saint-Laurent sont d'un grand secours, il n'y a que les névroses de l'estomac où l'on a pu reconnaître ses influences. Beaucoup de malades en sont soulagés et même guéris. Dans ce cas, il faut prendre quelques bains, mais surtout s'attacher à les boire le matin, le soir et toute la journée, par demi-verres coupés avec du lait ou un sirop quelconque. Le régime est ici pour beaucoup ; les malades ne doivent manger que des mets que par habitude ils savent ne leur être pas nuisibles ; les promenades et les distractions contribuent beaucoup à la guérison.

Pour terminer, nous conseillerons à tous ceux qui sont atteints de névralgies ou névroses, s'ils ne peuvent faire mieux, d'essayer les eaux de Saint-Laurent ; ils ne peuvent qu'obtenir du soulagement, et c'est déjà beaucoup que de diminuer ses douleurs.

Maladies diverses.

Les eaux de Saint-Laurent peuvent encore être utiles dans certains cas particuliers, tels que la surdité, les convalescences d'une gastro-entérite, l'aménorrhée, les flueurs blanches. Il n'est pas sans exemple de voir guérir des surdités par l'injection d'eau minérale par la trompe d'Eustache (1), ou par l'oreille externe. De temps en temps, quelques malades, tourmentés d'une irritation chronique dans les voies digestives, ne trouvent de soulagement que par les bains de Saint-Laurent, à une douce température, et surtout par les boissons d'eau minérale coupée avec un sirop approprié. C'est surtout dans l'aménorrhée, ou cessation complète ou incomplète du flux menstruel chez les femmes, qu'on en reconnaît la bonne influence. Cette maladie peut se présenter sous trois aspects : 1° la jeune fille arrivant à l'âge de la puberté, bien fraîche et avec les apparences d'une bonne santé, commence à languir, à éprouver des malaises et quelquefois des maladies graves; son développement s'arrête, elle maigrit : la cause de tous ces symtômes n'est due le plus souvent qu'au retard qu'éprouve le flux menstruel; 2° après un temps plus ou moins long de l'apparition régulière du flux menstruel, cette fonction cesse tout à coup, et une foule de maladies peuvent en être la conséquence; 3° tous ces phénomènes de maladie peuvent aussi être la cause d'une simple diminution dans la quantité du sang perdu ou bien dans l'irrigularité de la fonction elle-même. Eh bien, dans ces cas, que l'on guérit presque toujours par les moyens ordinaires, l'usage des eaux thermales, et en particulier celles de Saint-Laurent, produit des résultats certains. En effet, quelle n'est pas la puissance de pareilles eaux sur les

(1) La trompe d'Eustache est la communication du conduit auditi dans l'arrière-bouche.

organes pelviens, par l'excitation qu'elle porte dans ces parties et par l'afflux sanguin qu'elle y amène, tant par les principes qu'elles contiennent que par la quantité et la nature de leur calorique? Dans ces cas, je conseille les bains de siége seulement, que l'on élève ensuite à une haute température d'un jour à l'autre. Les bains entiers doivent être pris rarement. On n'a besoin ni de douches ni d'étuves; cependant quelques douches sur les lombes seraient d'une grande utilité dans les cas rebelles. C'est ici surtout que les malades doivent faire de l'exercice, consistant principalement en promenades le matin et le soir. Le régime doit être tonique et abondant. Il est une chose essentielle, indispensable même, si l'on veut obtenir de bons résultats, c'est de faire coïncider l'époque où l'on va aux eaux avec l'époque des menstrues, quand elles avaient lieu; alors l'action est plus sûre, car elle ne fait qu'aider le mouvement fluxionnaire, déjà développé par les seuls efforts de la nature : ainsi, je suppose que la malade eût ordinairement ces maladies vers le 15 juillet, elle devrait se trouver aux bains vers le 10 ou le 11; elle prendrait les bains jusqu'à ce que ses règles parussent; dès qu'elles commenceraient à couler, il faudrait suspendre les bains, se tenir au lit un peu plus longtemps et boire quelques verres d'eau chaude. Si les mois ne venaient pas et que l'on éprouvât des malaises, on mettrait quelques sangsues aux parties; dans le cas contraire, après neuf jours de bains on se retirerait, sauf à y revenir le mois d'après. Dans les cas où les règles n'ont pas encore paru, il faut choisir pour le moment des bains, l'époque où la jeune personne éprouve un certain malaise; car toujours dans ces cas, si l'écoulement n'a pas lieu, il y a un dérangement dans l'économie, manifesté par de la pesanteur dans les lombes, des douleurs aux cuisses, aux jambes, de la céphalalgie, de l'inappétence, du dégoût et un état de faiblesse générale. Les bains doivent être pris pendant neuf à dix jours. Si les règles paraissent, il faut cesser et agir comme pour les autres cas, revenir le mois d'après et ne pas y manquer, surtout si l'action n'a pas été suffisante la première fois. Dans le cas de flueurs blanches ou pertes blanches, il suffit de prendre les bains à une douce température, et surtout de faire des injections tempérées plusieurs fois par jour.

J'ai vu un assez grand nombre de malades pareils qui se sont bien trouvés des eaux de Saint-Laurent, lorsque déjà les ressources ordinaires n'avaient pu produire qu'une amélioration momentanée. Il faut observer cependant que le climat est pour beaucoup dans ces sortes de guérisons.

FIN.

TABLE DES MATIÈRES.

Préface 1

Description des eaux 4

1re Classe. — Eaux minérales sulfureuses 4

2e Classe. — Eaux minérales alcalines 5

3e Classe. — Eaux acidulées gazeuses 6

4e Classe. — Eaux ferrugineuses martiales .... *ib.*

5e Classe. — Eaux salines thermales purgatives 7

Bains 18

Bain tempéré de 20 à 25 degrés Réaumur 19

Bain chaud de 25 à 30 degrés Réaumur 20

Bains très-chaud au-dessus de 30 degrés Réaumur. 21

Étuves 25

Douches 26

Maladies de poitrine 31

Suites de luxations et fractures, etc., etc 51

Rhumatismes 55

Paralysie 61

Maladies de la peau 68

Maladies scrofuleuses 69

Névralgies et Névroses 75

Maladies diverses 77

Imprimerie de E.-J. Bailly, place Sorbonne, 2.

www.ingramcontent.com/pod-product-compliance
Ingram Content Group UK Ltd.
Pitfield, Milton Keynes, MK11 3LW, UK
UKHW012054240726
13965UKWH00003B/1270

9 782012 969049